Monthly Book

Medical Rehabilitation
編集企画にあたって………

　医療現場において，ポリファーマシーの問題が議論されるようになって久しい．ポリファーマシーとは，単に使用する薬剤数が多いことではなく，多剤併用の中でも特に害をなすもののことで，服薬に関する種々の問題を包含している．

　ポリファーマシーの概念が浸透してくるにつれ，それまで多く語られることのなかった処方カスケードや潜在的不適切処方(potentially inappropriate medications：PIMs)の問題点が浮き彫りとなり，さらにはフレイルやサルコペニア，老年症候群など，様々な角度からポリファーマシーとの関連性が語られるようになった．また，ポリファーマシーの対策が過剰になるが故に，アンダーユースや潜在的過少処方(potentially prescribing omissions：PPOs)などの新たなポリファーマシーの弊害とも言える問題が発生している．

　一般的に，高齢者は慢性疾患や老年症候群の増加に伴い，ポリファーマシーになりやすいと言われている．そのため，高齢者が多いリハビリテーション医療の現場では，ポリファーマシーの状態となっている可能性が高く，「ポリファーマシーの影響を受けながらリハビリテーションが実施される」と言っても過言ではない環境であり，常にその対応，対策を念頭に置かなければならない．特にポリファーマシーに関連して発生するふらつきや転倒，認知機能障害，せん妄などはリハビリテーションへ悪影響を及ぼす薬剤起因性老年症候群として知られるが，これらの症状は，しばしば高齢者の一般的な老化現象と混同されやすい．薬剤が原因である場合はそれを中止することでリハビリテーションの効率化にもつながるので，それらを見分けることが重要となる．また，ポリファーマシーは多職種で解決しなければならない問題点という意味ではリハビリテーション医療と同じである．医師や薬剤師のみならず，セラピストや看護師，介護従事者などの多職種と連携して，患者情報の一元化，処方の適正化について取り組む必要がある．

　本特集では，リハビリテーション医療の現場で起きているポリファーマシーの問題点にフォーカスを当て，ポリファーマシー解消へのアプローチやその対応方法など，本分野の第一線で活躍されている先生方に解説いただいた．

　ポリファーマシーにより薬物有害事象が増加するため，薬剤の見直しが必要となるが，専門分化されている他科処方への介入・対応は容易ではなく，さらに直接疾患の薬物治療を行うことの少ないリハビリテーション領域での処方適正化(減薬)は困難となる．そのため，定期的に薬物有害事象や服薬アドヒアランスなどの様々な問題点の対処すべき優先順位を考え，患者の全体像を把握しながら，多職種で見直していくことがポイントとなる．

　本誌がリハビリテーション領域に従事する医療スタッフの皆様にお役立てできるのであれば幸甚である．

2024 年 10 月
藤原久登

Key Words Index

Writers File ライターズファイル（50音順）

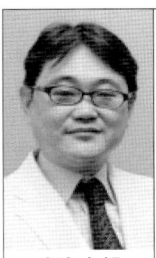

1997 年	東京大学医学部医学科卒業
1999 年	国立国際医療センター循環器科，レジデント
2002 年	東京大学医学部附属病院老年病科，医員
2007 年	宮内庁侍従職，侍医
2010 年	東京大学医学部附属病院老年病科，特任臨床医
2012 年	同，助教
2018 年	同，講師
2020 年	東京大学大学院医学系研究科老化制御学，講師
2024 年	国際医療福祉大学医学部老年病学，教授

小島太郎
（こじま たろう）

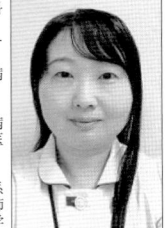

2005 年	新潟薬科大学卒業
2007 年	同大学大学院修了
2007 年	昭和大学横浜市北部病院薬局
2012 年	同大学藤が丘リハビリテーション病院薬局

田中絵里子
（たなか えりこ）

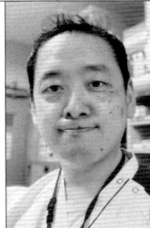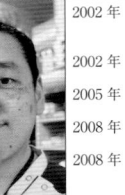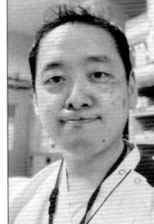

2002 年	共立薬科大学薬学部卒業（現：慶應義塾大学薬学部）
2002 年	川崎田園都市病院（療養型）
2005 年	共立薬科大学社会薬学講座，助手
2008 年	同大学大大学院博士前期課程修了
2008 年	介護老人保健施設横浜あおばの里，薬局長（現在に至る）
2024 年	昭和大学博士（薬学）

丸岡弘治
（まるおか ひろし）

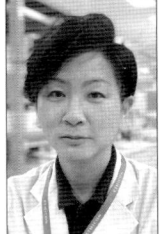

2003 年	富山医科薬科大学薬学部卒業
2003 年	三豊総合病院薬剤部
2010 年	同薬剤部，主任薬剤師
2019 年	同薬剤部，副薬剤部長

篠永　浩
（しのなが ひろし）

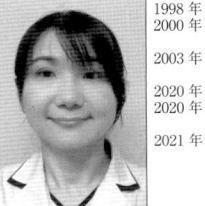

1998 年	第一薬科大学卒業
2000 年	九州大学大学院薬学研究科修士課程修了
2003 年	社会医療法人原土井病院薬剤部入職
2020 年	原土井病院，薬剤部科長
2020 年	同法人みどりの介護医療院異動
2021 年	原土井病院異動（現在に至る）

中道真理子
（なかみち まりこ）

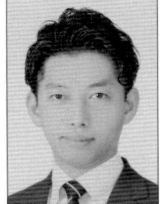

2007 年	名城大学薬学部医療薬学科卒業
2007 年	国立長寿医療研究センター薬剤部，薬剤師
2014 年	慶應義塾大学大学院薬学研究科にて薬学博士取得
2022 年	長寿医療研修部高齢者薬学教育研修室，室長（現在に至る）
2023 年	国立長寿医療研究センター薬剤部，薬物治療管理主任（現在に至る）

溝神文博
（みぞかみ ふみひろ）

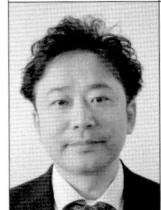

1998 年	近畿大学薬学部卒業
2005 年	医療法人八木厚生会八木病院，薬剤科長
2010 年	同，医療安全管理者
2015 年	医療支援部門／兼安全管理部門，部門長
2019 年	医療法人良秀会グループ，薬剤部門統括／高石藤井病院，薬剤科長
2020 年	同グループ部門エリア支援本部，薬剤部門エリア統括／岸和田藤井病院，薬剤科長
2024 年	同グループ法人事業本部，本部長代理一般社団法人日本病院薬剤師会，理事（療養病床委員会，委員長）

澁田憲一
（しぶた けんいち）

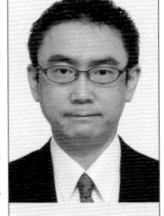

1996 年	東京薬科大学薬学部薬学科卒業
1998 年	同大学大学院薬学研究科医療薬学専攻修了昭和大学藤が丘病院薬局
2009 年	同大学藤が丘リハビリテーション病院薬局
2017 年	博士（薬学）取得（昭和大学）
2019 年	昭和大学藤が丘リハビリテーション病院，薬局長
2020 年	同大学 薬学部病院薬学講座，准教授（現職）
2023 年	同大学藤が丘病院，薬剤部長（現職）

藤原久登
（ふじはら ひさと）

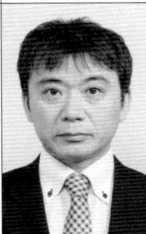

2002 年	北陸大学薬学部薬学科卒業
2002 年	知命堂病院薬剤科
2015 ～ 2017 年	日本病院薬剤師会学術委員会第1小委員会，委員長「ポリファーマシー対策にかかる薬剤師の関与ならびに有用性に関する調査・研究」
2018 年	新潟南病院薬剤部
2019 年	新潟市民病院薬剤部
2020 年	新潟大学大学院医歯学総合研究科（修士課程）卒業
2022 年	新潟県病院薬剤師会，理事
2023 年	日本病院薬剤師会ポリファーマシー対策に関する特別委員会，委員長

武藤浩司
（むとう こうじ）

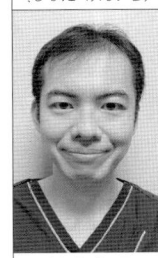

2014 年	名城大学薬学部薬学科卒業独立行政法人国立病院機構東名古屋病院入職，薬剤師
2023 年	名城大学大学院博士課程修了（薬学博士）独立行政法人国立病院機構三重中央医療センター，主任薬剤師

鈴木亮平
（すずき りょうへい）

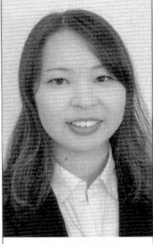

2018 年	熊本大学薬学部卒業
2018 年	熊本リハビリテーション病院薬剤部
2024 年	同病院サルコペニア・低栄養研究センター

松本彩加
（まつもと あやか）

Contents

リハビリテーション医療の現場で役に立つポリファーマシーの知識

編集／昭和大学薬学部准教授　藤原久登

Monthly Book

MEDICAL REHABILITATION No. 309/2025.1 目次

編集主幹／水間正澄　小林一成

読んでいただきたい文献紹介

　今回特集した「リハビリテーション医療とポリファーマシー」であるが，「リハビリテーション」と「ポリファーマシー」を関連付けた既存の報告は多くはない．ポリファーマシーに関する原著論文は多く，さらに厚生労働省をはじめ，各職能団体や各種学会などがその対策の進め方や解消に向けた業務手順書，啓発資材などを発信，公開している．しかし，リハビリテーション領域において，それらを参考にして減薬などの対応を行うことが適切かどうかは疑問である．なぜならリハビリテーションと薬物療法は互いに影響し合うため，薬物療法の効果や副作用を考慮しながらリハビリテーションを行わなければならないからである．

　近年，「リハビリテーション医療における薬剤管理」の概念が提言された．「リハビリテーションからみた薬剤」，「薬剤からみたリハビリテーション」の観点から，リハビリテーションに影響を与える薬剤を考慮した薬物療法が取り上げられるようになり，リハビリテーションと薬物療法のバランスを考えて，患者の生活の質の改善や社会復帰を促すことが求められてきた．減薬が注目されがちな「ポリファーマシー」ではあるが，疾患モデルだけでなく生活モデルを同時に考慮しなければならないリハビリテーション領域においては，患者の全体像を把握し，多職種との協議によって薬剤調整を進めるべきである．

　ここでは「リハビリテーション医療における薬剤管理」の概念に関する論文や書籍を紹介する．また，日本病院薬剤師会のホームページに公開されている「回復期病棟における薬剤師のためのかかわり方ガイド」には薬剤師業務や回復期病棟における薬剤師の役割，在り方が示されており，ポリファーマシーへのかかわり方も掲載されているため，併せて紹介する．

1) Wakabayashi H : Rehabilitation pharmacotherapy : A combination of rehabilitation and pharmacotherapy. *J Gen Fam Med*, **19** : 43-44, 2018.
2) Kose E, Wakabayashi H : Rehabilitation pharmacotherapy : A scoping review. *Geriatr Gerontol Int*, **20** : 655-663, 2020.
3) Yoshimura Y, Matsumoto A, et al : Pharmacotherapy and the role of pharmacists in rehabilitation medicine. *Prog Rehabil Med*, **7** : 20220025, 2022.
4) 若林秀隆ほか編，機能・活動・参加と QOL を高めるリハビリテーション薬剤，じほう，2019.
5) 中道真理子ほか編，リハ薬剤マネジメント，南山堂，2021.
6) 中道真理子ほか編，リハビリテーション薬剤実践マニュアル，中外医学社，2023.
7) 吉村芳弘編，PT・OT・ST のためのリハビリテーション薬剤，医歯薬出版，2024.
8) 一般社団法人日本病院薬剤師会：回復期病棟における薬剤師のためのかかわり方ガイド．
　　〔https://www.jshp.or.jp/activity/guideline/20240201-1.pdf〕

（藤原久登）

MB Med Reha **No.309**：**1-8**, 2025

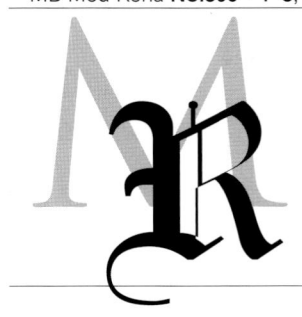

ポリファーマシー概論
—最新の話題—

溝神文博*

Abstract ポリファーマシーは，多剤併用の中でも害をなすものを指し，リハビリテーションにおいても特に重要な課題である．急性期治療後の回復期においては，鎮静剤や抗精神病薬の使用により転倒リスクが高まることや，認知機能の低下が機能回復を阻害することが報告されている．ポリファーマシーの原因として複数の診療科からの処方や multimorbidity（多疾患併存）が挙げられ，75 歳以上の高齢者において 5 種類以上の薬剤が処方される割合が約 4 割に達するというデータが示されている．また，抗コリン薬などの薬剤は，認知機能や運動機能に影響を及ぼし，転倒リスクを増加させるため，転倒予防の観点からも抗コリン薬や転倒リスクを増加させる薬剤（FRIDs）薬剤の管理が重要である．高齢者総合機能評価（CGA）を活用し，リハビリテーション効果を最大化するために多職種連携による薬物療法の見直しが必要である．

Key words ポリファーマシー（polypharmacy），薬剤起因性老年症候群（medication-induced geriatric syndrome），高齢者総合機能評価（comprehensive geriatric assessment；CGA），転倒リスクを増加させる薬剤（fall risk-increasing drugs；FRIDs），日本版抗コリン薬リスクスケール（Japanese Anticholinergic Risk Scale）

はじめに

ポリファーマシーは，「poly」+「pharmacy」で多くの薬を示す造語である．回復期リハビリテーションにおいては，ポリファーマシーの影響が大きい．回復期は，急性期治療を終え，機能回復と社会復帰を目指す重要な段階であり，この時期に適切な薬物療法の調整が不可欠である．適切な薬物治療が行われなければ，薬物による影響で運動機能の回復を遅延させるばかりか，悪化させる可能性がある[1]．鎮静剤や抗精神病薬などの使用は，特に転倒リスクを高め，リハビリテーション効果を減少させる要因となることが知られている[1]．本稿では，リハビリテーション医療で役立つポリファーマシーの概論および最新の話題を提供したいと考える．

ポリファーマシーの定義と原因

ポリファーマシーを捉えることは非常に難しく，論文上の定義では，5 種類以上の薬剤を服用する場合に用いられることが多い[2]．一方で，臨床的な意味合いは異なり，ポリファーマシーは薬物有害事象（Adverse drug reactions；ADRs）や服薬アドヒアランスの低下，不要な処方，あるいは必要な薬が処方されないことや過量・重複投与など薬剤のあらゆる不適切な問題がポリファーマシーであるとされている．この定義で議論されている論文は，わずか6.4％と少ない[2]．そのため，ポリファーマシーを捉える場合，文献上の定義と臨床上の定義が異なることに留意する必要がある．

近年，新たな薬物の登場とともにポリファーマシー患者は増加しており，米国において行われた

* Fumihiro MIZOKAMI，〒 474-8511 愛知県大府市森岡町 7-430 国立長寿医療研究センター薬剤部，薬物治療管理主任／長寿医療研修部高齢者薬学教育研修室，室長

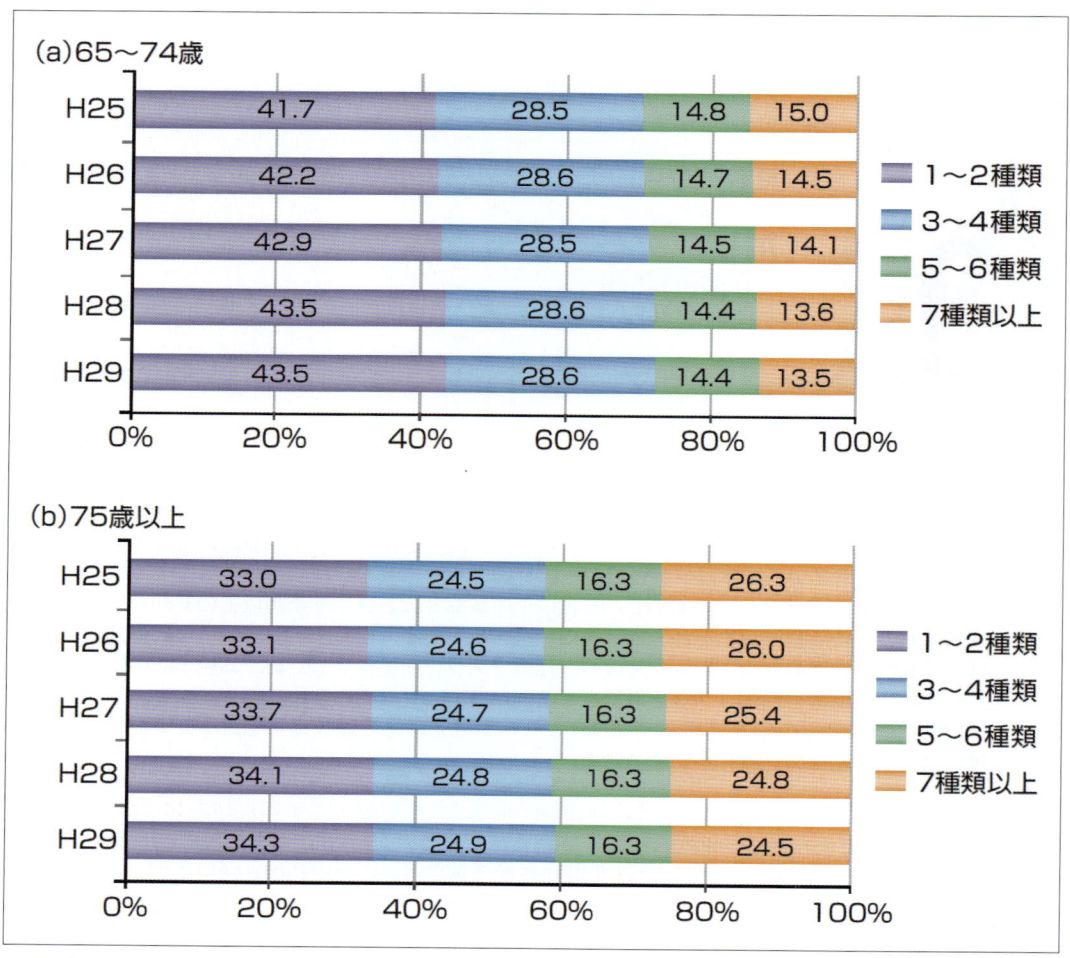

図 1. 同一の保険薬局で調剤された薬剤種類数(/月)の推移(社会保険診療行為別調査/統計)

(文献 4 より引用)

65 歳以上を対象とした健康栄養調査のデータによれば, 1988 年〜2010 年の間で 5 剤以上服用する高齢者は, 12.8%から 39.0%へと増加している[3]. また, 日本国内の 75 歳以上の約 4 割が 5 種類以上の薬剤を処方されていることが, 全国の保険薬局における処方調査でも示されている(**図 1**)[4].

特にフレイル高齢者においては, ポリファーマシーの罹患率が高く, アイルランドの 65 歳以上 1,718 名を対象としたコホート研究において, ポリファーマシー(5 剤以上)の罹患率は, 健常者 (974 名)18%, プレフレイル(672 名)35%, フレイル(72 名)54%と報告されている[5]. フレイル患者においてポリファーマシーが遭遇しやすい医療上

の問題であると言える.

ポリファーマシーの主な原因は, multimorbidity が原因であることが多く[6], 異なる診療科から複数の処方を受けることがポリファーマシーの主な要因となる. 日本の大学病院老年科 5 施設(660 例, 平均 76 歳)のデータによれば, 年齢とともに合併疾患数が増加し同様に処方薬剤数が増加し, 1 疾患あたり 1.3 剤増加すること示されている[7].

ポリファーマシーによる影響(薬物有害事象)

薬物有害事象(ADRs)は「薬物投与によって生じるあらゆる好ましくない医療上の出来事」と定義されているが, 高齢者では若年者と比較して原

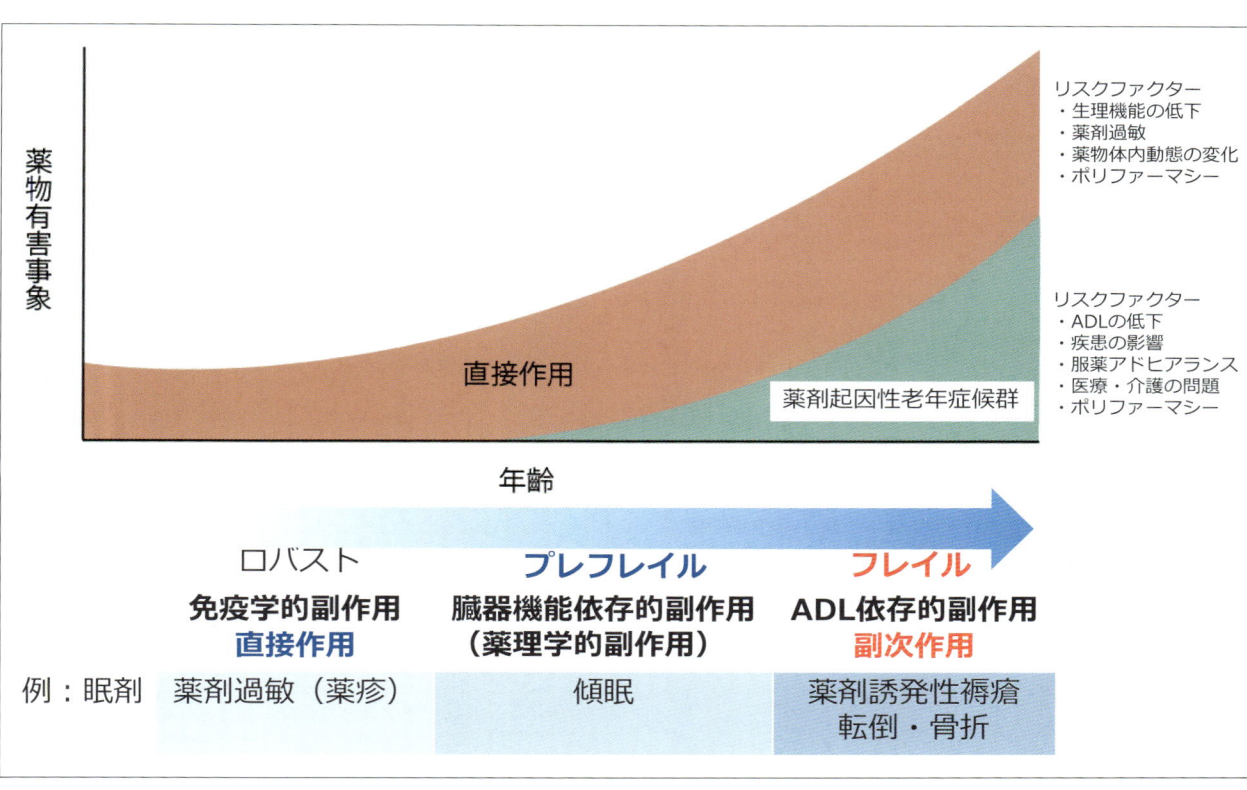

図 2. 高齢者薬物有害事象（ADRs）の考え方

因となる薬物が特定しにくく，定型的な副作用よりも老年症候群のような非定型的な症状が現れやすい．このため，処方カスケード[8]が発生し，ポリファーマシーが助長されることがある[8]．

服用薬剤数と ADRs の発生頻度には密接な関連があり，薬剤数が増えるほど ADRs の発生リスクが高まる[9]．古いデータでは，東京大学老年病科の研究によれば，特に 75 歳以上では 15％に達すると報告されている[10]．また，2020 年の研究では，日本の 5 つの大学病院の老年病棟において，1,155 名の非常に高齢な患者（平均年齢 82.8 歳）のうち 15.4％に ADRs が発生し，7 剤以上の多剤使用と緊急入院がリスク要因とされている[11]．日本での ADRs の発生頻度は，さほど変わっていないことが窺える．

さらに，フレイル高齢者ではポリファーマシーによる ADRs の発生頻度が 33％に達し[12]，スペインの Beatriz らによる研究[13]では，フレイルおよびポリファーマシーの患者が非フレイル・非ポリファーマシー患者と比較して死亡リスクが大幅に増加している（5.3 倍，95％ CI 2.3〜12.5 および 5.8 倍，95％ CI 1.9〜17.5）．これらの結果から，フレイル高齢者におけるポリファーマシーは，ADRs の増加や死亡リスクの観点から非常に重要な課題であると考えられる．

高齢者における ADRs は，単に薬効の増強として発現する場合だけでなく，老年症候群の悪化として現れることが多い（**図 2**）．たとえば，睡眠薬を使用する際，若年層や健常な高齢者でも，免疫学的副反応として薬剤過敏が生じることがあるが，加齢に伴い，臓器機能が低下したプレフレイル状態になると，同じ薬剤が傾眠など臓器依存的な副作用として発現する．さらに，ADL の低下したフレイル高齢者では，転倒や骨折，薬剤誘発性褥瘡などの老年症候群の悪化が引き起こされることが多い．薬物有害事象の発現要因としては，

表 1. 薬剤起因性老年症候群と主な原因薬剤

症　候	薬　剤
ふらつき・転倒	降圧薬(特に中枢性降圧薬，α遮断薬，β遮断薬)，睡眠薬，抗不安薬，抗うつ薬，てんかん治療薬，抗精神病薬(フェノチアジン系)，パーキンソン病治療薬(抗コリン薬)，抗ヒスタミン薬(H_2受容体拮抗薬含む)，メマンチン
記憶障害	降圧薬(中枢性降圧薬，α遮断薬，β遮断薬)，睡眠薬・抗不安薬(ベンゾジアゼピン)，抗うつ薬(三環系)，てんかん治療薬，抗精神病薬(フェノチアジン系)，パーキンソン病治療薬，抗ヒスタミン薬(H_2受容体拮抗薬含む)
せん妄	パーキンソン病治療薬，睡眠薬，抗不安薬，抗うつ薬(三環系)，抗ヒスタミン薬(H_2受容体拮抗薬含む)，降圧薬(中枢性降圧薬，β遮断薬)，ジギタリス，抗不整脈薬(リドカイン，メキシレチン)，気管支拡張薬(テオフィリン，アミノフィリン)，副腎皮質ステロイド
抑うつ	中枢性降圧薬，β遮断薬，抗ヒスタミン薬(H_2受容体拮抗薬含む)，抗精神病薬，抗甲状腺薬，副腎皮質ステロイド
食欲低下	非ステロイド性抗炎症薬(NSAID)，アスピリン，緩下剤，抗不安薬，抗精神病薬，パーキンソン病治療薬(抗コリン薬)，選択的セロトニン再取り込み阻害薬(SSRI)，コリンエステラーゼ阻害薬，ビスホスホネート，ビグアナイド
便　秘	睡眠薬・抗不安薬(ベンゾジアゼピン)，抗うつ薬(三環系)，過活動膀胱治療薬(ムスカリン受容体拮抗薬)，腸管鎮痙薬(アトロピン，ブチルスコポラミン)，抗ヒスタミン薬(H_2受容体拮抗薬含む)，αグルコシダーゼ阻害薬，抗精神病薬(フェノチアジン系)，パーキンソン病治療薬(抗コリン薬)
排尿障害・尿失禁	抗うつ薬(三環系)，過活動膀胱治療薬(ムスカリン受容体拮抗薬)，腸管鎮痙薬(アトロピン，ブチルスコポラミン)，抗ヒスタミン薬(H_2受容体拮抗薬含む)，睡眠薬・抗不安薬(ベンゾジアゼピン)，抗精神病薬(フェノチアジン系)，トリヘキシフェニジル，α遮断薬，利尿薬

(高齢者の医薬品適正使用の指針(総論編)p10 より引用)

以下の 3 つが考えられる.

① 薬剤自体の要因：副作用や薬物相互作用，ポリファーマシー，潜在的不適切薬物(PIMs)などの影響.

② 身体機能の要因：加齢に伴う生理機能の低下，薬物動態(ADME)の変化，視力や聴力，手指機能の低下，嚥下や認知機能の低下などが挙げられる.

③ 人的要因：medication error や過少医療，介護者の対応なども含まれる.

　これらの要因はしばしば複合的に作用し，ADRsの発現機序が複雑化するため，慎重な観察が必要となる.　特に高齢者では，ADRs が老年症候群の悪化として表れやすく，しばしばその区別がつきにくい.　さらに，添付文書に明示されていない症状も多く，医療従事者が ADRs として認識しにくいため，見過ごされるリスクが高い.したがって，医療者は薬剤による影響を常に疑い，患者の症状に対して包括的かつ注意深く観察することが重要である.

ポリファーマシーと処方カスケード

　ポリファーマシーの一因として，処方カスケードが大きな影響を与えている.　処方カスケードとは，ADRs が新たな疾患や症状と誤認され，さらに新しい薬が処方される一連のプロセスである.特に高齢者においては，ADRs が見逃されがちであり，それがポリファーマシー状態を悪化させる要因となる.　高齢者には，ADRs として薬剤起因性老年症候群が発生することが多く見られる(表 1).　これらの症候群は，単純な薬疹とは異なり，ふらつき・転倒，骨折，食欲不振，便秘などの高齢者特有の症状で，老年症候群は薬剤が原因として発現することが多く，加えて，これらの症状は薬剤の作用だけでなく加齢に伴う身体機能の低下が合併し，症状が増強されることが多いのが特徴である.

　この現象を踏まえ，筆者らは日本の高齢者における処方カスケードの実態を明らかにするため，75 歳以上の外来レセプトを対象に処方カスケードの発生率を検討した.　この研究は，2018 年 10

月～2019年3月までの期間に，137,781名の外来患者が薬剤起因性老年症候群と処方カスケードがどの程度発生したか調査した研究で，8,347名（6.1%）が薬剤起因性老年症候群を発生していた．また，薬を使用しておらず老年症候群を発生していたのは，7,342名（5.3%）であった．薬剤起因性老年症候群の可能性がある群では，老年症候群の可能性がある群と比べて処方薬の平均数が有意に多く（P＜0.01），食欲不振が最も多くの患者で見られた（P＜0.01）．また，薬剤起因性老年症候群の発生者のうち，2,826名（33.9%）において処方カスケードが疑われた[14]．この結果から，食欲不振が薬剤起因性老年症候群としては多く，処方カスケードにつながるリスクがあることが示唆された．今後の研究では，こうした処方カスケードを予防するための対策が求められるであろう．

リハビリテーションで注意が必要なポリファーマシーの影響

リハビリテーションにおけるポリファーマシーの影響は，特に高齢者の認知機能障害や転倒リスクに深く関連している．多剤併用が進行すると，ADRsの発生率が高まり，リハビリテーションの効果が損なわれるだけでなく，患者の健康状態全体に悪影響を及ぼす可能性がある．特に，抗コリン薬や転倒リスクを増加させる薬剤（fallrisk-increasing drugs；FRIDs）とされる薬剤は，認知機能の低下や運動機能の障害，さらには転倒による外傷リスクを高めることが報告されている．これらの薬剤がどのようにポリファーマシー状態を悪化させ，リハビリテーションにおいてどのようなリスクをもたらすかを理解することは重要である．下記に代表的な影響を示す．

1．日本版抗コリン薬リスクスケール

日本版抗コリン薬リスクスケールが日本老年薬学会より発表された[15]．日本版抗コリン薬リスクスケールは，日本での臨床現場において，高齢者に使用される抗コリン薬のリスクを適切に評価し，ADRsの発生を予防するために作成された．

文献調査を基に，最初に286種類の薬物が選定され，その中から日本で使用されている158種類の薬剤に対してスコアが付与された．具体的には，抗コリン作用が強い薬剤にはスコア3，中程度の薬剤にはスコア2，軽度の薬剤にはスコア1が割り当てられた．最終的には，スコア3が37薬剤，スコア2が27薬剤，スコア1が94薬剤となった．これにより，各薬剤がどの程度の抗コリン作用を持ち，リスクがどの程度かを視覚的に評価できるようになっている．

このスケールは，高齢者を主な対象としているが，若年者であっても基礎疾患を持つ場合には適用可能である．また，医師，薬剤師，看護師など，医療介護に従事する多職種が利用できる．スコアを用いることで，個々の薬剤の抗コリン作用リスクを評価し，必要に応じてリスクの低い薬剤に切り替えることができる．また，複数の薬剤が処方されている場合には，各薬剤のスコアを合算し，総抗コリン薬負荷を算出することで，患者全体のリスクを包括的に評価できるようになっている．このリスク評価により，抗コリン薬による認知機能障害や転倒リスクの増加を防ぎ，より安全な薬物治療を提供することが可能となる．

2．抗コリン薬による影響（認知機能および運動機能）

抗コリン作用を持つ薬剤が認知機能低下に及ぼす影響について，多くの研究で明らかにされており，Poonawallaら[16]は，抗コリン薬を多剤併用する高齢者の認知症の発症リスクと死亡リスクに関する研究を行っている．抗コリン薬の使用なしでは発症率は1,000人年あたり15だが，1種類で30，2種類で46，3種類で56，4種類以上では77まで上がり，認知症のリスクは4種類以上で2.6倍と増加する．また，ACHの使用が増えると，死亡率も高くなる．使用なしでは死亡率は1,000人年あたり19だが，1種類で37，2種類で80，3種類で115，4種類以上で159まで上がる．調整後，死亡リスクは4種類以上で3.8倍と増加するとされている．

日本版抗コリン薬リスクスケールの作成においてスコーピングレビューが実施されており，その中で，抗コリン薬リスクスケールを用いて転倒への影響を評価した文献は9件あり，そのうち7件が転倒との有意な関連を示している[15]．代表的な研究として，Stewartらの研究[17]では，ACBの増加が高齢者の転倒リスクと有意に関連していることが報告されているが，この関連はACBスコアが高い場合に限定される．Jean-Bartらの研究[18]では，DBIやADSを用いて高齢入院患者における抗コリン薬の負荷が有害事象リスクと関連していることが確認されている．これらのスケールは，臨床現場における治療の最適化に役立つとされている．

3．転倒リスクを増加させる薬剤（FRIDs）

転倒リスクを増加させる薬剤（FRIDs）は，高齢者において特に注意が必要な薬剤群であり，STOPPFall基準[19]は，高齢者におけるFRIDsを特定し，適切に管理するためのスクリーニングツールであり，EuGMS（欧州老年医学会）タスクフォースによって開発され，この基準は，転倒リスクを最小化するための薬剤の見直しやDeprescribingの指針を提供している．14の薬剤クラスが特定されており，特にベンゾジアゼピン系薬剤や抗精神病薬，抗うつ薬，降圧薬，利尿薬などが含まれている．これらの薬剤は，特に高齢者において鎮静作用や運動機能の低下を引き起こし，転倒リスクを著しく増加させるとされている．STOPPFallは，これまでの転倒予防ガイドラインと比較してより包括的であり，転倒リスクを引き起こす薬剤のリストを提供するだけでなく，実践的なdeprescribingのガイダンスを組み合わせている点が特徴である．特に，ベンゾジアゼピン系薬剤の使用は，転倒リスクが高いため，6か月ごとの定期的な薬剤レビューが推奨されている．また，抗精神病薬に関しても，認知機能や運動機能に影響を与えるため，適切な減薬が重要であるとされている．

4．転倒リスクと薬剤数

Zaninottoらの研究[20]では，高齢者の多剤併用と転倒による入院の関係を調査しており，英国高齢化縦断研究（ELSA）のデータを用い，6,220人の50歳以上の参加者を分析した．結果，薬を服用していない人の1.5%が転倒で入院したのに対し，1〜4種類の薬を服用している人では4.7%，5〜9剤併用の人では7.9%，10剤以上併用では14.8%に上昇していた．

ポリファーマシーの処方見直し

ポリファーマシーに対する減薬手順は，リハビリテーションを受ける高齢者においても明確に確立されていないのが現状である．薬剤を機械的に減らすことは，機能回復に悪影響を与える可能性があるため，慎重なアプローチが必要とされる．処方見直しを行う際には，患者の受診している診療科やすべての処方薬，罹患疾患，老年症候群，日常生活活動（ADL），生活環境などを包括的に評価することが求められる．これを適切に行うためには，高齢者総合機能評価（CGA）を活用することが推奨されている．処方見直しのプロセスを図3に示す．処方を見直す前に患者の運動機能や栄養状態，療養環境などを踏まえたうえで，ポリファーマシーの問題点があるかの確認を行うことが望ましい．また，得られた情報は多職種間で共有され，薬剤の変更や代替薬の検討が行われるべきである．具体的には，予防薬が高齢者においてもエビデンスに基づいているか，対症療法薬が有効であるか，薬物療法以外の治療手段がないかなどを慎重に評価することが重要である．また，患者や家族の希望も反映しながら，患者中心のアプローチで処方の見直しを行うことが望ましい．

処方の見直しには，医師，薬剤師，看護師，理学療法士，作業療法士，言語聴覚士，管理栄養士など，多職種が連携して情報を一元化し，処方の適正化を図ることが有効である．特にリハビリテーション職も処方と運動機能に関する内容を把握していただきたい．処方の変更や中止を行った際には，予想される有害事象を考慮しながら観察を続けることも必要であるためである．また，退

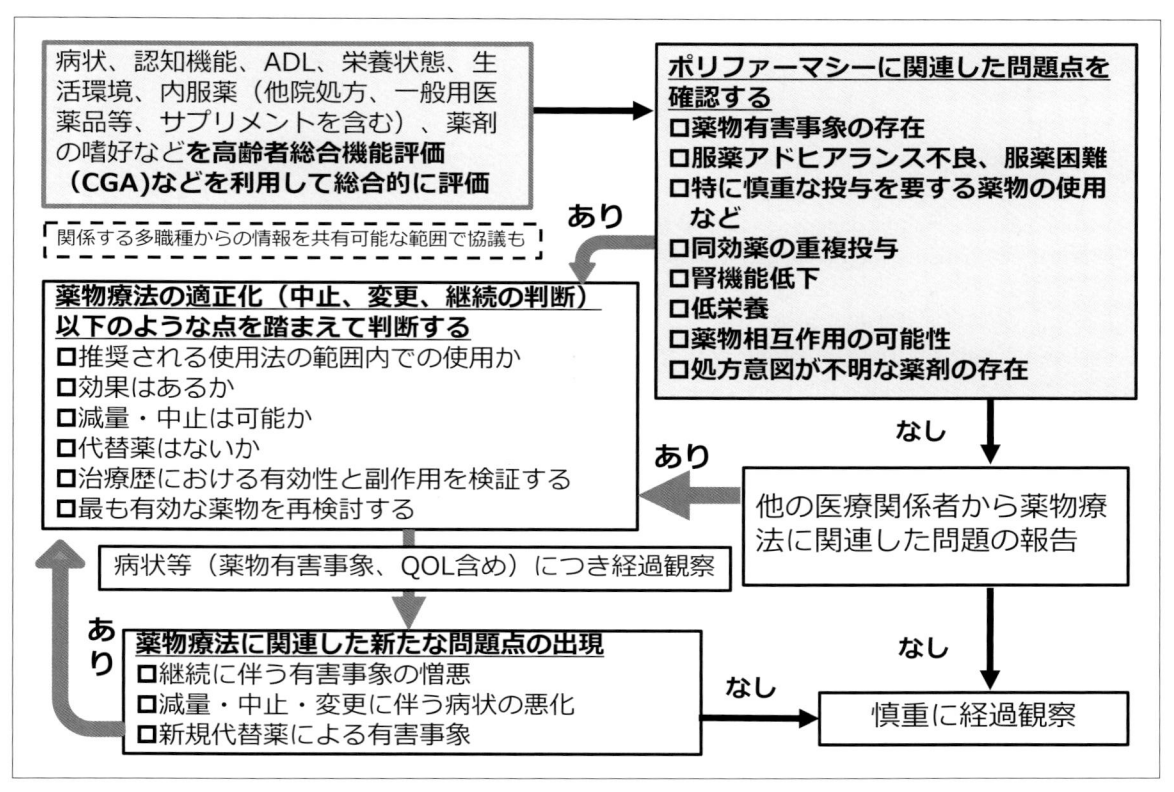

図 3. 処方見直しのプロセス
（厚生労働省「高齢者の医薬品適正使用の指針（総集編）p8 より）

院後には継続的な処方見直しと経過観察が重要であり，退院先の医療機関や地域包括ケアチームへの適切な情報提供が求められる．

おわりに

回復期リハビリテーションでは，入院期間が長期間にわたり，急性期で行われた薬物治療，機能低下前の薬物療法を全体に見渡し処方を見直すことが必要となる．そのため，多職種連携を強化し，患者中心のアプローチを推進することが求められる．高齢者総合機能評価（CGA）を含めた評価ツールの活用が，適切な薬物療法の最適化に貢献すると期待される．

文 献

1) Woolcott JC, et al：Meta-analysis of the impact of 9 medication classes on falls in elderly persons. *Arch Intern Med*, **169**(21)：1952-1960, 2009.
2) Masnoon N, et al：What is polypharmacy? A systematic review of definitions. *BMC Geriatr*, **17**(1)：230, 2017.
   Summary ポリファーマシーの定義に関するシステマティックレビューの文献.
3) Charlesworth CJ, et al：Polypharmacy among adults aged 65 years and older in the United States：1988-2010. *J Gerontol A Biol Sci Med Sci*, **70**(8)：989-995, 2015.
4) 厚生労働省：高齢者の医薬品適正使用の指針（各論編（療養環境別））．[2019/6/14]
   〔https://www.mhlw.go.jp/content/11120000/000517943.pdf.〕
5) Peklar J, et al：Sedative load and frailty among community-dwelling population aged≧65 years. *J Am Med Dir Assoc*, **16**(4)：282-289, 2015.
6) Kojima T, et al：Geriatric management of older

patients with multimorbidity. *Geriatr Gerontol Int*, **20**(12)：1105-1111, 2020.

7) Suzuki Y, et al：Multiple consultations and polypharmacy of patients attending geriatric outpatient units of university hospitals. *Geriatr Gerontol Int*, **6**(4)：244-247, 2006.

8) Rochon PA, Gurwitz JH：Optimising drug treatment for elderly people：the prescribing cascade. *BMJ*, **315**(7115)：1096, 1997.

9) Kojima T, et al：High risk of adverse drug reactions in elderly patients taking six or more drugs：analysis of inpatient database. *Geriatr Gerontology Int*, **12**(4)：761-762, 2012.

10) 鳥羽研二ほか：老年者の薬物療法　薬剤起因性疾患. 日老医誌, **36**(3)：181-185, 1999.

11) Kojima T, et al：Risk factors for adverse drug reactions in older inpatients of geriatric wards at admission：multicenter study. *Geriatr Gerontol Int*, **20**(2)：144-149, 2020.

12) Hanlon JT, et al：Incidence and predictors of all and preventable adverse drug reactions in frail elderly persons after hospital stay. *J Gerontol A Biol Sci Med Sci*, **61**(5)：511-515, 2006.

13) Beatriz B, et al：Frailty, Polypharmacy, and Health Outcomes in Older Adults：The Frailty and Dependence in Albacete Study. *J Am Med Dir Assoc*, **19**：46-52, 2018. [online ahead 2017]

14) Hasegawa S, et al：Investigation of geriatric syndromes associated with medication in Japan using insurance claims data. *Geriatr Gerontol Int*, **24**(1)：61-67, 2024.

Summary 日本での薬剤起因性老年症候群と処方カスケード発生頻度との関連を明らかにした論文.

15) 一般社団法人日本老年薬学会　日本版抗コリン薬リスクスケール作成ワーキンググループ：日本版抗コリン薬リスクスケール. 日老薬会誌, **7**(S1)：1-26, 2024.

Summary 日本版抗コリン薬リスクスケールと抗コリン薬の有害事象を示した文献.

16) Poonawalla IB, et al：Anticholinergic exposure and its association with dementia/Alzheimer's disease and mortality in older adults. *BMC Geriatr*, **23**(1)：401, 2023.

17) Stewart C, et al：Anticholinergic burden measures and older people's falls risk：a systematic prognostic review. *Ther Adv Drug Saf*, **12**：20420986211016645, 2021.

18) Jean-Bart E, et al：Exposure to anticholinergic and sedative medicines as indicators of high-risk prescriptions in the elderly. *Int J Clin Pharm*, **39**：1237-1247, 2017.

19) Seppala LJ, et al：STOPPFall(screening tool of older persons prescriptions in older adults with high fall risk)：a Delphi study by the EuGMS task and finish group on fall-risk-increasing drugs. *Age Ageing*, **50**(4)：1189-1199, 2021.

20) Zaninotto P, et al：Polypharmacy is a risk factor for hospital admission due to a fall：evidence from the English Longitudinal Study of Ageing. *BMC Public Health*, **20**：1-7, 2020.

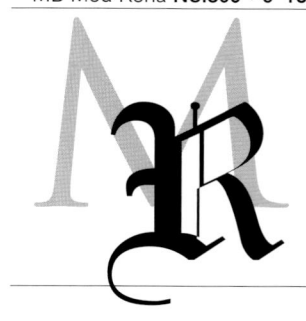

特集／リハビリテーション医療の現場で役に立つポリファーマシーの知識

リハビリテーション医療の現場に
ポリファーマシー対策が必要な理由

武藤浩司*

Abstract　リハビリテーション医療における薬剤管理では，ICF の考え方を取り入れ，フレイル高齢者や障害者の心身機能や生活機能を最大限に高めるため，適切な薬物療法が求められる．特にポリファーマシーは，高齢者における多剤投与に伴い，薬物有害事象や不適切処方，さらに処方カスケードによる新たな疾患リスクを高める問題が指摘されている．また，リハビリテーション医療の現場では，催眠鎮静薬，抗不安薬，利尿薬，NSAIDs といった PIMs の使用が多く見られるが，これらは高齢者の身体機能や認知機能に悪影響を与えることがある．そのため，リハビリテーション医療においては，薬剤選択の適正化やポリファーマシー対策を進め，患者がリハビリテーションに専念できる環境を整えることが不可欠である．

Key words　ポリファーマシー(polypharmacy)，高齢者(elderly patients)，不適切処方(potentially inappropriate medications；PIMs)，薬物有害事象(adverse drug events；ADEs)，リハビリテーション医療(rehabilitation medicine)

はじめに

　リハビリテーション医療における薬剤管理では，ICF(International Classification of Functioning, Disability and Health：国際生活機能分類)の考え方を適用することで，フレイル高齢者や障害者の心身機能，身体構造，活動，参加，QOL を最大限に高めるための対応策や薬物療法を検討する必要がある[1]．特に，リハビリテーション医療では，薬剤が患者の心身機能や活動，社会参加を悪化させる薬物有害事象のリスクに十分留意すべきである．

　また，リハビリテーションと薬物療法を統合的に捉えることで，適切な薬物療法はリハビリテーション効果を向上させる可能性がある．患者の症状や状態に応じた適正な薬剤を選択し，ポリファーマシーを防ぐことで，リハビリテーション

の効果をより発揮できると考えられる．本稿では，リハビリテーション医療の現場におけるポリファーマシー対策，すなわち薬物療法の適正化が必要な理由について概説する．

高齢化社会における多疾患併存の問題

　日本は世界有数の高齢化社会に直面しており，2024 年現在，65 歳以上の人口が全体の約 30％を占めている．この高齢化に伴い，心血管疾患，糖尿病，高血圧，脂質異常症，認知症など，複数の慢性疾患を同時に抱える「多疾患併存」の高齢者が増加している．このような患者は，単一の医療機関だけでなく複数の医療機関を受診することが多く，その結果，多剤投与(ポリファーマシー)の問題が生じやすい．一般成人では多剤投与でも有害事象が現れないこともあるが，高齢者は臓器予備能の低下や身体機能の衰えにより，薬物有害事象

* Koji MUTO，〒 950-1197　新潟県新潟市中央区鐘木 463-7　新潟市民病院薬剤部

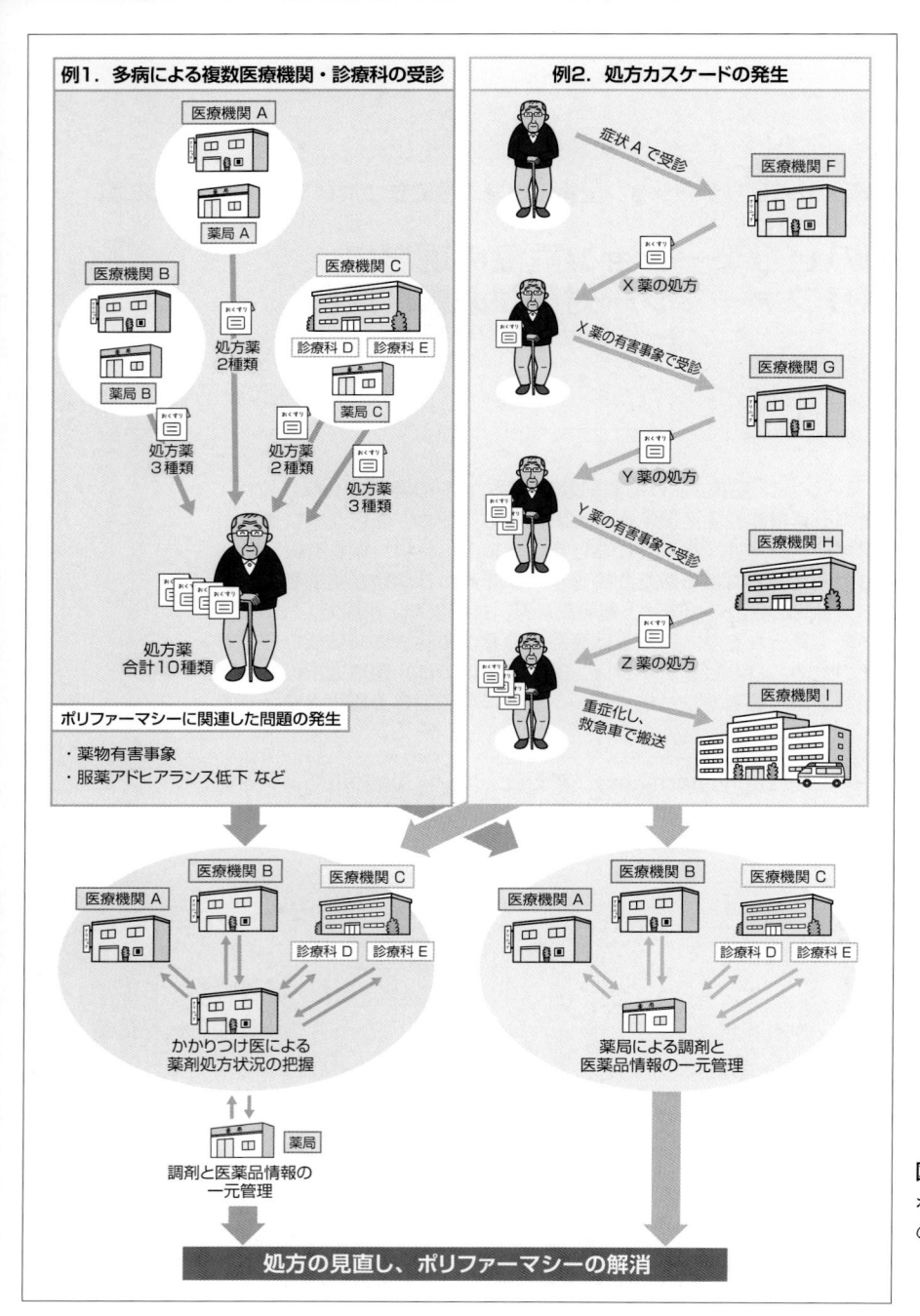

図 1.
ポリファーマシーの形成と解消
の過程
（文献 1 より引用）

（ADEs：adverse drug events）が起こりやすくなる．さらにリハビリテーション医療を受ける患者の多くも高齢者であり，多疾患併存が一般的である．また，それぞれの疾患に対してガイドラインに準じた薬物療法を行う場合，それぞれが適切な薬物療法であっても結果的に多剤投与となり，薬物相互作用や副作用のリスクは増大してしまう．

そのほかの要因として処方カスケードの問題があり，薬剤による有害反応（副作用）を新たな疾患と誤認し，その治療としてさらに薬剤が追加され，多剤投与が増加する問題がある（**図 1**）[2]．特に高齢者では，薬剤による有害事象と認識できず，それが常態化し，漫然と処方される可能性がある．

さらに，急性期医療後の回復期リハビリテー

表 1. 薬剤起因性老年症候群と主な原因薬剤

症 候	薬 剤
ふらつき・転倒	降圧薬(特に中枢性降圧薬, α遮断薬, β遮断薬), 睡眠薬, 抗不安薬, 抗うつ薬, てんかん治療薬, 抗精神病薬(フェノチアジン系), パーキンソン病治療薬(抗コリン薬), 抗ヒスタミン薬(H_2受容体拮抗薬含む), メマンチン
記憶障害	降圧薬(中枢性降圧薬, α遮断薬, β遮断薬), 睡眠薬・抗不安薬(ベンゾジアゼピン), 抗うつ薬(三環系), てんかん治療薬, 抗精神病薬(フェノチアジン系), パーキンソン病治療薬, 抗ヒスタミン薬(H_2受容体拮抗薬含む)
せん妄	パーキンソン病治療薬, 睡眠薬, 抗不安薬, 抗うつ薬(三環系), 抗ヒスタミン薬(H_2受容体拮抗薬含む), 降圧薬(中枢性降圧薬, β遮断薬), ジギタリス, 抗不整脈薬(リドカイン, メキシレチン), 気管支拡張薬(テオフィリン, アミノフィリン), 副腎皮質ステロイド
抑うつ	中枢性降圧薬, β遮断薬, 抗ヒスタミン薬(H_2受容体拮抗薬含む), 抗精神病薬, 抗甲状腺薬, 副腎皮質ステロイド
食欲低下	非ステロイド性抗炎症薬(NSAIDs), アスピリン, 緩下剤, 抗不安薬, 抗精神病薬, パーキンソン病治療薬(抗コリン薬), 選択的セロトニン再取り込み阻害薬(SSRI), コリンエステラーゼ阻害薬, ビスホスホネート, ビグアナイド
便 秘	睡眠薬・抗不安薬(ベンゾジアゼピン), 抗うつ薬(三環系), 過活動膀胱治療薬(ムスカリン受容体拮抗薬), 腸管鎮痙薬(アトロピン, ブチルスコポラミン), 抗ヒスタミン薬(H_2受容体拮抗薬含む), αグルコシダーゼ阻害薬, 抗精神病薬(フェノチアジン系), パーキンソン病治療薬(抗コリン薬)
排尿障害・尿失禁	抗うつ薬(三環系), 過活動膀胱治療薬(ムスカリン受容体拮抗薬), 腸管鎮痙薬(アトロピン, ブチルスコポラミン), 抗ヒスタミン薬(H_2受容体拮抗薬含む), 睡眠薬・抗不安薬(ベンゾジアゼピン), 抗精神病薬(フェノチアジン系), トリヘキシフェニジル, α遮断薬, 利尿薬

(文献 1 より引用)

ション病棟に関する調査では, 入院後も薬剤の種類に大きな変化がないことが報告されている[3]. 特に PIMs(potentially inappropriate medications)の使用が多く, 催眠鎮静薬, 抗不安薬, 利尿薬, NSAIDs(non-steroidal anti-inflammatory drugs)の使用が目立つ. これらの薬剤の使用は, 特にリハビリテーション医療において高齢者の身体機能や認知機能の低下につながる可能性がある.

リハビリテーション医療の現場における ポリファーマシー対策の必要性

前項でも述べたように, この多剤服用(一般的に5〜6種類以上), すなわちポリファーマシーとは単に服用する薬剤数が多いだけでなく, それに伴う医療費の増大に留まらず, 薬物有害事象のリスク増加, 服用過誤, 服薬アドヒアランスの低下, PIMs などの潜在的な不適切処方, さらには薬剤起因性老年症候群(表1)といった様々な薬物関連問題を引き起こす可能性がある. 高齢の入院患者の約10%に薬物有害事象が認められており, 特に6種類以上の薬剤を内服している患者においてその頻度が高いと報告されている[4].

これらの問題に対する取り組みは約20年前に発刊された「高齢者の安全な薬物療法ガイドライン2005」[5]から始まり, その後も「Beers Criteria 日本版」[6]や「高齢者のための薬の使い方 ストップとスタート」[7]などが公表されるなど, 高齢者の多剤投与や薬物有害事象が社会的な課題として注目され続けている. さらに「高齢者の安全な薬物療法ガイドライン2015」[8]の公表, 2016年(平成28年度)の診療報酬改定における「薬剤総合評価調整加算」の新設によって, 漫然と投与されている薬剤の見直しやポリファーマシー解消に向けた取り組みが全国的に進展してきた.

リハビリテーション医療は, 患者が日常生活に復帰するために必要な機能を回復させることが主な目的である. 特に高齢者においては, 身体機能の回復に加え, 精神的ケアや社会的環境の整備も非常に重要である. しかし, 多剤服用の高齢者では, 薬剤の副作用や過剰な鎮静効果により活動性が低下し, リハビリテーションの進行が遅れる可能性がある. 特に, 抗精神病薬や鎮静薬の多用は転倒リスクや認知機能の低下を引き起こし, リハビリテーション効果を著しく阻害する恐れがある.

2024年5月には, 日本老年薬学会から「日本版抗コリン薬リスクスケール」[9]が公表された. これ

表 2. 処方見直しを検討する状況

モニタリングが必要と考えられる状況の例	生活に影響を及ぼす状況の例
• NSAIDs の長期服用 • 抗コリン作用を有する薬剤などの長期服用 • 慢性便秘症による下剤の長期服用 • 骨粗鬆症治療薬の服用（顎骨壊死の予防） • 催眠鎮痛薬・抗不安薬の長期服用 • 認知症治療薬の服用 • BPSD で抗精神病薬などの服用 • 高用量の利尿薬の服用 • 残薬が多い（服薬アドヒアランスの低下） • 処方理由が不明な薬剤の服用 • 複数の医療機関からの投薬期間の重複	• 血圧や覚醒レベルの低下 • 摂食や服薬に必要な嚥下機能の低下 • サルコペニアや栄養過多・不良など • 認知機能の低下レベルや BPSD • 服薬アドヒアランスの低下 • 睡眠障害

（文献 2 より改変して引用）

は高齢者に頻用される抗コリン薬のリスクを評価し，薬物有害事象や相互作用を減少させることで患者の生活の質を向上させることを目的としている．このスケールにより，それぞれの薬物のスコアを合算し，患者の総抗コリン薬負荷を算出することで，薬物療法全体のリスクを把握できる．これをリハビリテーション医療の現場で活用することは，薬剤の影響を最小限に抑え，リハビリテーション効果の最大化につながると考えられる．

これらのように，リハビリテーション現場ではポリファーマシー対策がきわめて重要である．単に薬剤の数を減らすだけでなく，患者の生活環境も考慮し，薬剤の最適化に向けた処方見直しを行い，リハビリテーションに集中できる環境を整える必要がある．

薬物有害事象リスクを考慮した薬物治療の最適化

高齢者の多疾患併存とポリファーマシーの問題については前述したが，リハビリテーション医療において薬物療法の最適化を図るには，どのような視点が必要だろうか．まず，リハビリテーション医療における処方の適正化には，日常のバイタルサインや検査値の確認に加え，退院後の生活を見据えた生活状況（食事，排泄，睡眠など）や生活機能（ADL，認知機能），患者の訴えの把握が必要である．また，罹患疾患や老年症候群，全処方薬の把握が求められ，高齢者総合機能評価（comprehensive geriatric assessment；CGA）の実施が推奨される[10]．さらに高齢者ではフレイルやサルコペニアによって筋肉量が減少し，血清 Cr 値が低

く腎機能が過大評価されやすい．腎排泄型薬剤の過量投与や有害事象のリスクが増大するため，腎機能評価を適切に行う必要がある．これらの患者背景を確認することによって，ポリファーマシーに伴う薬物関連問題の発見と薬物治療の見直しが可能となる．

有害事象や老年症候群に関連する薬剤（**表1**），特に嚥下機能低下，食欲不振，便秘，下痢などの消化器症状を引き起こす薬剤については，リハビリテーション医療における栄養管理の観点からも適正な使用が求められる．また，長期服用薬は適切なモニタリングと生活状況の把握が必要であり（**表2**），回復期や慢性期の移行時には病状変化に応じた再評価が重要である．急性期に必要であった薬剤も，身体機能や活動性の変化により有益性が低下する場合には，処方の変更が求められる（**表3**）．

そのほかにも，薬物療法の前に非薬物療法を検討することは，リハビリテーション医療においては重要であると考える．非薬物療法には生活習慣改善や環境調整，運動療法，心理療法などの多様なアプローチが含まれる（**図2**）．たとえば，認知症の行動・心理症状（BPSD；behavioral and psychological symptoms of dementia）の治療では，錐体外路症状や過鎮静といった有害事象リスクがあるため，緊急時を除き，まず非薬物療法を優先し，不十分な場合にのみ薬物療法を検討する．不必要な長期使用を避け，非薬物療法への切り替えを行うことでリスクの最小化が可能である．

表 3. 回復期・慢性期で想定される薬物有害事象とその留意点

使用する医薬品	想定される薬物有害事象※及び留意すべき点
高血圧治療薬	ストレス軽減や活動性の低下により血圧が過度に降下する場合がある．転倒リスクや意欲低下，認知機能低下につながる恐れがあり，環境に合わせた薬剤の選択が必要である．
糖尿病治療薬	食生活の変化や体重減少によるインスリン感受性亢進により，血糖が過度に降下する場合がある．低血糖や低血糖に関連した認知機能低下，転倒・骨折を避けるために，薬剤の種類と量，必要性について再検討を行う．
抗凝固薬	腎機能低下による薬効過多，身体機能低下による転倒などにより出血リスクが高まることがある．出血と梗塞のリスク・ベネフィットバランスを評価し，必要性について再検討を行う．
NSAIDs などの消炎鎮痛薬	骨折後などの患者では，やむを得ず使用することが多いが，NSAIDs は腎機能を低下させるリスクが高いため，短期間かつ低用量で使用することが望ましく，頓服を含めた使用方法に関する検討を繰り返し行う．
緩下薬	入院安静に伴い便秘となり，緩下薬を長期使用する場合が多く，マグネシウム製剤では高マグネシウム血症，刺激性下剤では耐性による難治性便秘に留意する．マグネシウム製剤や刺激性下剤以外の緩下薬の使用を含めて，適宜再検討を行う．
催眠鎮静薬・抗不安薬	環境移行に伴い不眠になることがある一方で，リハビリテーションなどの日中活動や環境改善の影響で催眠鎮静薬・抗不安薬がなくても眠れるようになることがある．なるべく短期，少量の使用にとどめるなど，慎重に使用する．特にベンゾジアゼピン系薬剤では急な中止により離脱症状が発現するリスクがあることにも留意する．

※：同種・同効薬を複数使用する場合，薬物有害事象のリスクがさらに高まる．

（文献 2 より引用）

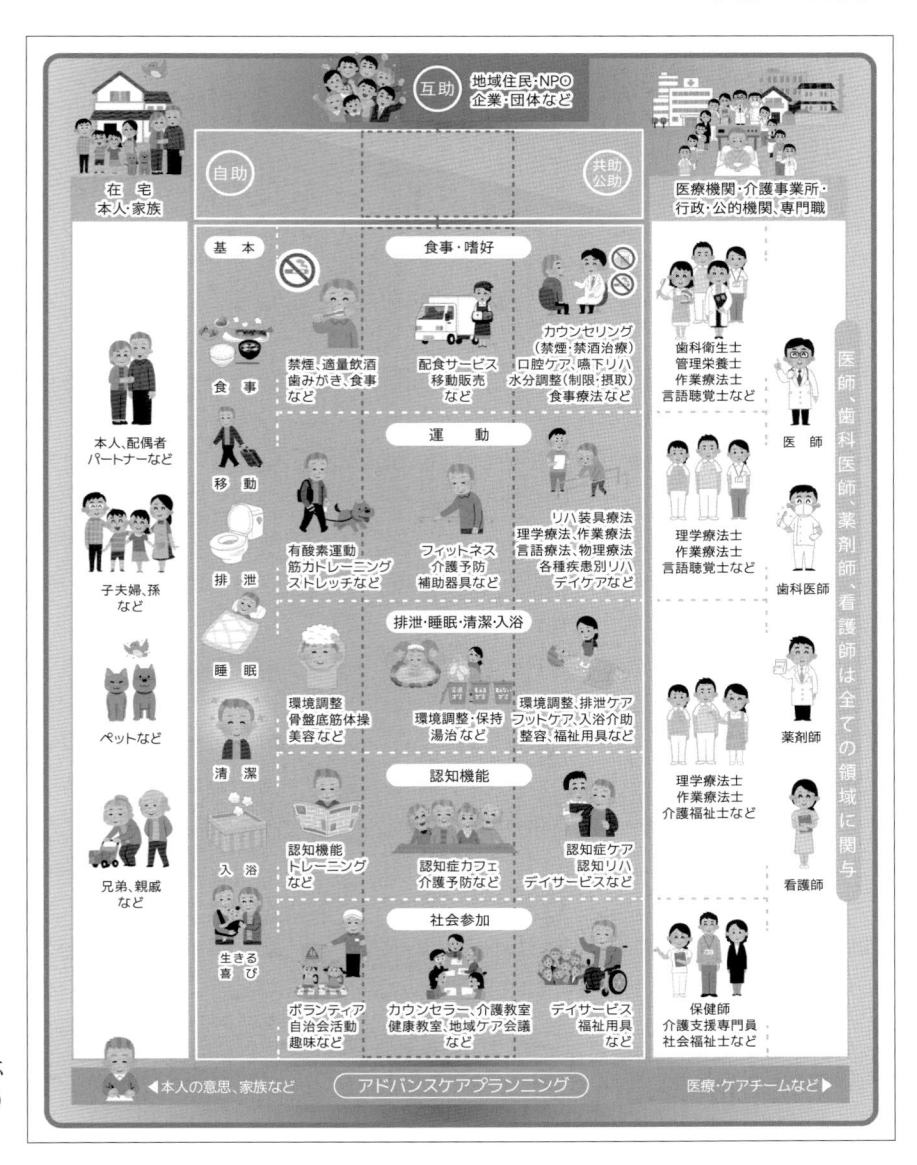

図 2.
代表的な非薬物的対応
（文献 2 より引用）

表 4. 各職種の役割

職　種	役　割
看護師	服用管理能力の把握，服薬状況の確認，服薬支援 ADL の変化の確認，薬物療法の効果や薬物有害事象の確認，多職種へ薬物療法の効果や薬物有害事象に関する情報提供とケアの調整
歯科衛生士	口腔内環境や嚥下機能を確認し，薬剤を内服できるかどうか(剤形，服用方法)，また薬物有害事象としての嚥下機能低下などの確認
理学療法士・作業療法士	薬物有害事象，服薬に関わる身体機能，ADL の変化の確認
言語聴覚士	嚥下機能を評価し，内服可能な剤形や服用方法の提案薬物有害事象としての嚥下機能低下などの評価
管理栄養士	食欲，嗜好，摂食量，食形態，栄養状態等の変化の評価
社会福祉士など	入院(所)前の服薬や生活状況の確認と院内(所内)多職種への情報提供，退院(所)に向けた退院先の医療機関・介護事業所などへ薬剤に関する情報提供
介護福祉士	服薬状況や生活状況の変化の確認
介護支援専門員	各職種からの服薬状況や生活状況の情報集約と主治の医師，歯科医師，薬剤師への伝達，薬剤処方の変更内容を地域内多職種と共有

(文献 2 より引用)

多職種連携の必要性

ポリファーマシーの解消には，医師，薬剤師，看護師，管理栄養士，リハビリテーションスタッフといった多職種の連携と各職種の役割(**表 4**)の把握が不可欠である．処方見直し(薬剤の追加や減量・減薬)の際には，バイタルサインのモニタリングや運動機能，生活状況の変化が生じる場合があるため，これらの情報を病棟カンファレンスや電子カルテ，伝言板を通じて多職種で情報共有することで，薬剤変更時のリスクを最小限に抑えることが可能であると考える．さらに，リハビリテーション医療の現場では，薬物療法に限らず，CGA 評価，認知機能評価，栄養管理，運動療法などにおいても多職種連携が重要である．これらの相互作用や相乗効果により，リハビリテーション効果を最大限に引き出すことが可能である．

2024 年の診療報酬改定では，多職種連携によるポリファーマシー対策が一層強化され，薬剤総合評価調整加算の要件が見直された．具体的には，カンファレンスの実施に限らず，日常業務の中で医師，薬剤師，看護師などの多職種連携のもとで処方の見直しや再評価を行うことが求められている．さらに，患者の生活状況や ADL の改善を目的とし，リハビリテーションの視点からも薬物療法の最適化を図るため，日常業務における情報共有の重要性が改めて強調されていると考える．

また，日本病院薬剤師会が公表した「ポリファーマシー対策の進め方 Ver 2.1」[11]では，薬剤師が主体となり，薬物療法の有効性と安全性を評価し，必要に応じて適正化を行うことが推奨されている．リハビリテーション医療の現場では，多職種間での情報共有を通じて副作用リスクを軽減し，より安全なポリファーマシー対策につなげていくことが重要であると考える．

まとめ

高齢化社会において，多疾患併存の高齢者が抱えるポリファーマシーの問題は，リハビリテーション医療の現場でも重要な課題である．薬物の適正使用を通じてリハビリテーション効果を最大限に引き出し，患者の QOL 向上を図るには，医師，薬剤師，看護師，リハビリテーションスタッフなど多職種の連携が不可欠である．各職種が協力して薬物療法の最適化を進めることで，ポリファーマシーによるリスクを最小限に抑え，患者がリハビリテーションに専念できる環境を整えることで，薬物療法の質と患者の生活の質がともに向上していくと考える．

文　献

1) 中道真理子ほか：リハビリテーション薬剤実践マニュアル，中外医学社，2023.
   Summary リハビリテーションにおける適切な薬物療法を通じて，機能低下を防ぎ，ポリファーマシー対策に役立つ実践的な指針を示す書籍である。

2) 厚生労働省：高齢者の医薬品適正使用の指針（総論編）．
   〔https://www.mhlw.go.jp/stf/shingi2/0000208848.html〕

3) 厚生労働省：高齢者の医薬品適正使用の指針（各論編（療養環境別））．
   〔https://www.mhlw.go.jp/stf/newpage_05217.html〕

4) Kojima, et al：High risk of adverse drug reactions in elderly patients taking six or more drugs：analysis of inpatient database. *Geriatr Gerontol Int*, **12**：761-762, 2012.

5) 日本老年医学会：高齢者の安全な薬物療法ガイドライン 2005，メジカルビュー社，2005.

6) 今井博久ほか：高齢患者における不適切な薬剤処方の基準―Beers Criteria の日本版の開発．日医師会誌，**13**(71)：84-91, 2008.

7) 秋下雅弘編，高齢者のための薬の使い方 ストップとスタート，ぱーそん書房，2013.

8) 日本老年医学会：高齢者の安全な薬物療法ガイドライン 2015，メジカルビュー社，2015.

9) 日本老年薬学会：日本版抗コリン薬リスクスケール．日老薬会誌，**7**(特別号)，S1-S26, 2024.

10) 長寿医療研究開発費「高齢者総合機能評価（CGA）ガイドラインの作成研究」研究班ほか編，高齢者総合機能評価（CGA）に基づく診療・ケアガイドライン 2024，南山堂，2024

11) 日本病院薬剤師会 ポリファーマシー対策に関する特別委員会：ポリファーマシー対策の進め方（Ver 2.1）．
    〔https://www.jshp.or.jp/activity/guideline/20240415-1-1.pdf〕(2024.10.1 閲覧)
    Summary 病院薬剤師が多剤投与の適正化を進めるための具体的な方策や手順を詳しく示す実践的な指針である。

MonthlyBook

MEDICAL REHABILITATION

リハビリテーション 診療に必要な 動作解析

No.289
2023年7月
増刊号

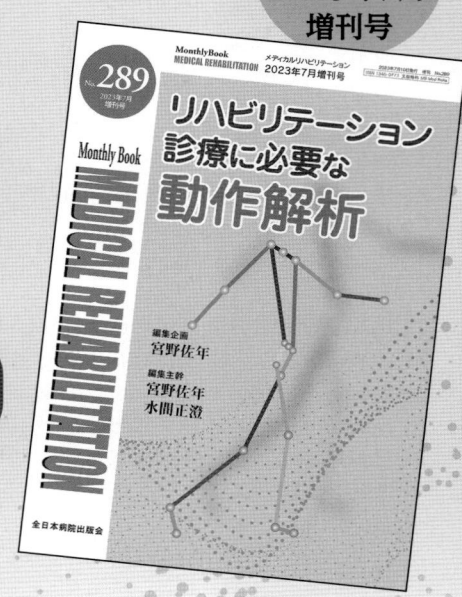

編集企画

総合東京病院リハビリテーション科センター長

宮野佐年

好 評

リハビリテーション診療の現場で必要な四肢体幹の機能解剖や日常生活動作の動作解析を、頚部から足の先まで、各分野のエキスパートが臨床的な観点から網羅して解説。明日のリハビリテーション診療に必ず役立つ完全保存版です!

B5判　206頁
定価 5,500 円
(本体 5,000 円＋税)

CONTENTS

 全日本病院出版会

〒113-0033 東京都文京区本郷 3-16-4　Tel:03-5689-5989
www.zenniti.com　Fax:03-5689-8030

MB Med Reha **No.309**：17-23, 2025

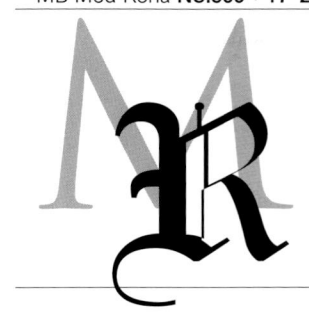

特集／リハビリテーション医療の現場で役に立つポリファーマシーの知識

リハビリテーション医療における
ポリファーマシー対策

小島太郎*

Abstract　高齢患者は複数の慢性疾患や老年症候群と呼ばれる症状を合併しており，近年 multimorbidity と呼ばれる状態にあることが多く，必要とする医学的管理は患者個々により大きく異なり，医師には様々な領域の医学的知識が必要となる．たとえ知識があったとしても，多疾患併存症の高齢者に対する疾患治療ガイドラインはまだ十分ではないため，どの疾患を重点的に治療すべきか，どの程度改善すべきかなど，管理には苦慮することとなる．困難となる理由はほかにも身体機能や認知機能，社会環境など，同じ重症度の疾患によっても予後や提供可能な医療に差を生じさせる要因が多々あることであり，高齢者総合機能評価と呼ばれる包括的な評価が必要である．さらに，multimorbidity の患者では，容易にポリファーマシーとなり，薬剤有害事象のリスクにも配慮が必要である．本稿では，ポリファーマシー患者の対処について概説する．

Key words　multimorbidity，ポリファーマシー（polypharmacy），要介護状態（functional disability），老年症候群（geriatric syndrome）

はじめに

医師の立場でポリファーマシー対策を考えるにあたっては，薬の数を調節しようという視点よりも，まず各疾患の治療が適正に行われているかを検討することが重要である．そのため，まず高齢者にとってどのような視点で病状を診るべきか，治療法を考えるにあたってどのような治療方針が良いか，について解説し，そのうえでポリファーマシー対策として薬の調節をどうするかを考えたい．

高齢者の健康状態の特徴

同じ暦年齢の高齢者でも，加齢に伴う機能低下の過程は異なり，この加齢に伴う機能低下は，脳心血管疾患やがん，そのほかの臓器障害がなくても起こる．認知症の有無にかかわらず中枢神経系の老化により認知機能は低下し，運動や姿勢保持に関与する骨や筋肉の老化により骨粗鬆症やサルコペニアが顕在化する．このように機能低下は一般に薬物療法が必要な状態となる．機能低下はADLの低下に直結し，予後も悪くなることから，要介護状態およびその前段階となるフレイルも高齢者を診る視点として重要である．フレイルの高齢者を要介護にしないためにどのようにフレイルを発見するか，また要介護状態になった人はどのようにすればそれ以上に悪化させないかということも，病状を良くする同様，高齢患者では考えなければならない医学的課題である．

若年患者と比較して，高齢世代では multimorbidity の患者が多いが，老年症候群も増える．老年症候群は，誤嚥やうつ，転倒，尿失禁，物忘れ，

* Taro KOJIMA，〒286-8520 千葉県成田市畑ケ田852　国際医療福祉大学医学部老年病学，教授

不眠，便秘などなど，特に後期高齢者の患者に多い．これらの症状は，高齢患者の日常生活動作（ADL），生活の質（QOL），余命にも悪影響を与えるため，鎮痛剤，抗精神病薬，抗うつ薬，睡眠薬，緩下剤などの治療薬を，それも複数必要とすることになる．以上の病状は必然的に多くの薬剤数を用いて病状を調節することになるため，自然とポリファーマシーの状態に陥ってしまう．

以上から，multimorbidity，フレイル・要介護状態，老年症候群，ポリファーマシーの4つが若年者と異なる高齢者の主な医学的特徴を表すキーワードである．

Multimorbidity のエビデンス

急性期疾患後にリハビリテーションを必要とする高齢患者のみならず回復期の病床においてもmultimorbidity の管理は重要であり，実際にリハビリテーションを必要とする疾病以外の病状管理も入院中は主治医が並行して行うことが余儀なくされる．その際には自分の専門とする領域以外の疾病を管理する役割を果たす必要性が生じるが，高齢患者の病状は多様なだけに現実的に適正な管理をすることは困難となる．

しかしながら，この multimorbidity こそがポリファーマシーの最大の原因であるため，ポリファーマシーを理解するうえで multimorbidity の状態をいかに治療するかを知ることは必要である．

若年患者の病状を治療する際には，医師は疾患治療ガイドラインや最新の医学論文に記載されているエビデンスを参照し，疾患別のガイドラインやエビデンスに基づく医療（EBM）に基づいた治療をするであろう．たとえ multimorbidity であろうが，疾患をより良くするためには，若年者では厳格な治療目標の達成や複数の薬剤の併用が推奨されている．病状が重篤な場合は，薬を高用量で使用したり，複数の治療薬の併用をしたりすることが推奨される．一方で高齢患者の場合も，同様にガイドラインや最新のエビデンスに基づいた治

療が行われ，病状が重篤な場合は，多剤併用，高用量，長期継続投与が行われることもある．しかし，高齢患者では前述の通りフレイル・要介護状態やポリファーマシーに伴う有害事象を考慮する必要があるため，必ずしも有効ではない場合もある．さらに薬物動態・薬力学上でも薬物効果の延長や増強，多剤投与による薬物相互作用の発生，あるいは逆に効果の減弱などが起き得る[1]．特に，意図しない薬物効果の増強による薬物有害事象には注意が必要である．

また，EBM や臨床ガイドラインの適用が高齢患者に必ずしも良い結果をもたらすとは限らない．ランダム化比較試験（RCT）などの大規模臨床研究で複雑な疾患を有する高齢患者や要介護状態の患者を対象より除外しており，乏しいエビデンスの中でガイドラインを作成したり，エビデンスがなくても専門家の意見の集約によりガイドラインとしてまとめられたりしている場合もある．特に，リハビリテーションを必要とする高齢患者では，要介護状態を合併しているため，各疾患の予後を良くするよりも数値の安定化や症状の軽快を念頭とした治療が生活機能を改善するのに有用となることがあるため，必ずしもエビデンス通りの治療が良いというわけでない．

たとえば，高血圧の治療を行ううえでは75歳以上では収縮期血圧が常時 140/90 mmHg 未満に維持することが推奨されているが，要介護状態の場合には一時的に血圧の低下をきたすことで転倒を発症しやすい．糖尿病患者ではやせを合併している高齢患者も多く，過度なカロリー制限はかえって筋力低下を増悪させることになる．

ADL 低下とポリファーマシー

前述のように，高齢患者にはあらゆる疾患の治療ガイドラインに従うことが必ずしも効果的であるとは限らない．Multimorbidity は死亡率だけでなく，機能低下，QOL の低下，などのリスクが高くなる．ここでの機能低下とは歩行や認知機能，視覚，聴覚，排せつ，など生活の質の低下に直結

するものを指し，フレイルや要介護状態を生じさせる可能性のあるものである．一般に multimorbidity は中年期より緩やかに増加していくのに対し，フレイル・要介護状態は75歳以上になると急速に増加する[2]．この機能低下の中には，老年症候群に含まれる病状も多く含まれることがあり，尿失禁や不眠，転倒など，は特にフレイルや要介護状態になると多く認められる．

それではフレイルや要介護状態ではどのような治療を検討すれば良いのか．疾患の中には要介護高齢者への対処法などがガイドラインに示されているものもある．

歩行速度が遅い高血圧患者，すなわちフレイルを疑われる高齢者では高血圧が予後に大きな影響因子ではない可能性があるとする報告がある[3]．糖尿病においては，まず高齢患者を認知機能やADL の程度により3つのグループに分類し，各グループによって目標とする HbA1c を調整するとしている[4]．具体的には，重度の認知症では HbA1c の治療目標を従来の 7.0 未満ではなく 8.0 未満とすることを推奨している．考え方として，メタボリックシンドロームの表現型を呈している機能低下がなく体力の充実した高齢患者では，若年患者と同様に疾患の厳格な管理と心血管疾患の予防が有益とする一方，フレイルや要介護状態では治療目標を緩和し，生活機能や症状に注意しながら治療する方針をとるようにした方が良い．

さらに multimorbidity のもう1つの問題は，表題のポリファーマシーである．ポリファーマシーは一般に，複数の薬剤の併用状態かつ薬物に関連した患者の健康問題が起きやすい状態とされる．各薬剤は疾患に対して間違いなく有効だが，薬剤の有害事象を引き起こす可能性があり，薬剤の数が増えるにつれて有害事象が増加するか，もしくは有効性が低下する可能性がある．薬剤数に関する厳密なポリファーマシーの定義はないが，海外の多くの研究では5種類以上の薬剤の使用をポリファーマシーと定義し，一部の研究では10種類以上の薬剤の使用をハイパーポリファーマシーと定

義されている[5]．ポリファーマシーを構成する薬剤は一般に患者の個々の疾患に対応していることが多いため，基本的には疾患治療に必要な薬剤がほとんどであるが，前述したように生活習慣病治療薬の中には厳格なマネジメントを念頭に処方薬が強化されている場合もあり，緩和目的での減薬が可能と思われる．次に高齢患者の治療薬の中には，リスクがベネフィットを上回る可能性のある薬剤が存在する．日本老年医学会では，「特に慎重な投与を要する薬物（potentially inappropriate medication；PIM）」と呼んでいる．PIM に該当する薬剤は国内外でリスト化されており，PIM に該当する薬剤については中止または減量を検討するように推奨されている．日本老年医学会が発刊している「高齢者の安全な薬物療法ガイドライン2015」[6]（2025 年に改訂版発刊予定）の中では，PIM をどのように中止をすべきか，あるいは新規処方をすべきかについての処方のフローチャートが記載されている．薬を中止する場合，突然の中止は患者の状態の急激な悪化を招く可能性があり，開始する場合は，医師はより良い代替手段があるかどうかを検討する必要がある．PIM の使用は死亡率を 1.6 倍に高めるとする報告もあり[7]，PIM の削減は重要である．しかし，薬物有害事象を引き起こす可能性のある薬剤の調査では，薬物有害事象は PIM のリストに掲載されるような薬剤のみならず一見すると安全に使用可能と思われる降圧薬などの生活習慣病も多い．したがって，臨床医は PIM だけでなく，頻繁に使用され薬物有害事象を引き起こしやすい薬剤についても注意する必要がある．また，服薬アドヒアランスの低下や複雑な薬剤は ADR（薬物有害反応）の発現に影響を与える可能性があるため，高齢患者ごとに個別に薬剤の見直しを行う必要がある．

前述したように，ポリファーマシーの見直しにおいては，multimorbidity やフレイル・要介護状態，ポリファーマシー，それから老年症候群などの情報を揃えて検討した方が良い．そのため，すべての患者に対して包括的老年医学評価（CGA）

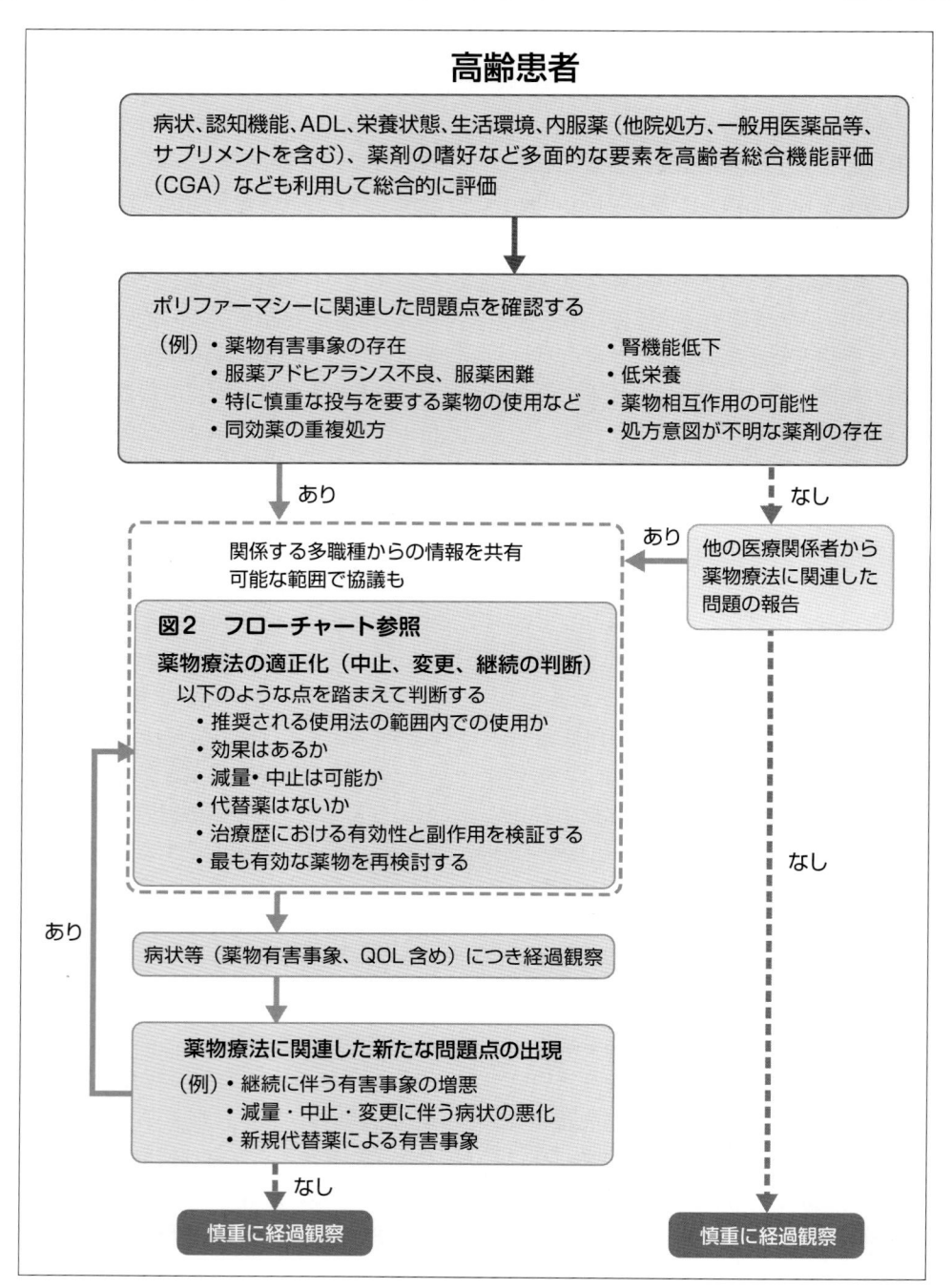

図 1. 処方見直しのプロセス

（文献 8 より引用して改変）

を実施する．厚生労働省は，**図 1, 2** に示すような
フローチャートを使用して，高齢者の薬剤の適正
使用を検討することを推奨している[8]．これには，
病状の評価だけでなく，認知機能，ADL，栄養状
態，生活環境を CGA で包括的に評価することが
必要であり，これは治療を決定するうえで予後を
改善するために不可欠な評価方法であり，薬物有
害事象を確実に減らすことが可能となる．医師を
含むすべての医療従事者は，高齢者の患者の治療
目標の設定，治療法や薬物療法の選択を決定する

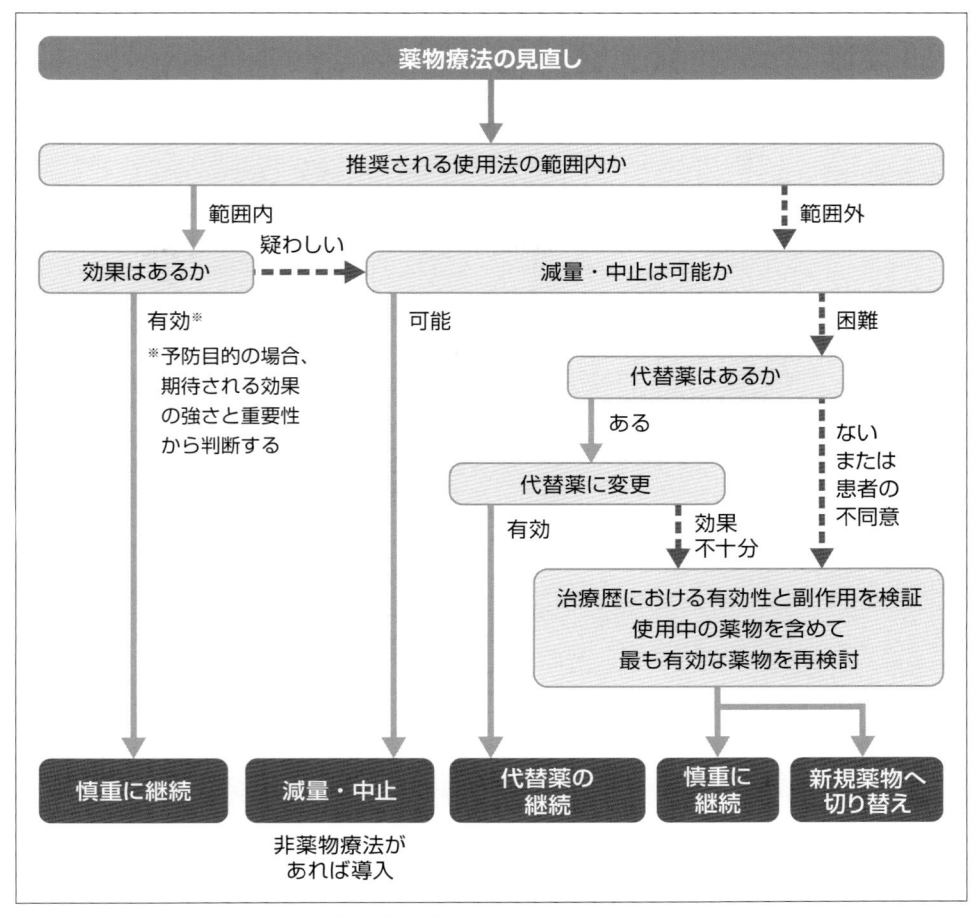

図 2．薬物療法の適正化のためのフローチャート

（文献 8 より引用）

際に CGA を実施する必要がある．リハビリテーションの現場では，ADL の評価法として FIM が使用されるが，まさにこのような評価を踏まえて薬物投与の方針は決定すべきである．

　回復期リハビリテーション病床では，在宅療養ができるよう機能回復を目指したリハビリテーションを提供するが，重度の病状を持っている患者でも病状は安定した状態で来院される．入院は数か月に及ぶことから，急性期病床と異なり薬剤の変更について時間をかけて検討し，変更後の病状や ADL の確認を行うこともできる．そのような観点から，回復期リハビリテーション病床に入院中の高齢患者は，薬剤の見直しを行う絶好のタイミングである．

　具体的な見直しの方法であるが，

　① まず処方内容の中で PIM に該当する薬剤は PIM のリストをもとにチェックを行い，使用法に問題がないか，代替薬への変更か中止ができないかを確認する．

　② 次に，病名に基づいた治療が実施されていることを確認のうえ，必要性の乏しい薬剤を減薬することを検討する一方，新たに必要な薬剤の追加も検討する．心臓，腎臓，肝臓などの臓器障害の有無を確認のうえ，処方内容が各臓器機能に準拠した用量用法かを確認し，継続的にモニタリングする．もし万一，低腎機能のために使用ができない薬剤が含まれるならば変更を要するが，入院中にも臓器機能は変化することがある．血中濃度をモニタリングできる薬剤は，それをチェックすることで投薬量を容易に最適化できるため，継続的

表 1. 薬剤起因性老年症候群と主な原因薬剤

症 候	薬 剤
ふらつき・転倒	降圧薬(特に中枢性降圧薬, α遮断薬, β遮断薬), **睡眠薬, 抗不安薬**, <u>抗うつ薬(三環系)</u>, 抗てんかん薬, **<u>抗精神病薬(フェノチアジン系)</u>**, <u>抗パーキンソン病薬(トリヘキシフェニジル)</u>, 抗ヒスタミン薬, メマンチン
抑うつ	中枢性降圧薬, β遮断薬, <u>H₂ブロッカー</u>, **抗不安薬, 抗精神病薬**, 抗甲状腺薬
記憶障害	降圧薬(中枢性降圧薬, α遮断薬, β遮断薬), **睡眠薬・抗不安薬(ベンゾジアゼピン)**, <u>抗うつ薬(三環系)</u>, 抗てんかん薬, **<u>抗精神病薬(フェノチアジン系)</u>**, <u>抗パーキンソン病薬, 抗ヒスタミン薬(H₂ブロッカー含む)</u>
せん妄	<u>抗パーキンソン病薬</u>, **睡眠薬, 抗不安薬**, <u>抗うつ薬(三環系)</u>, <u>抗ヒスタミン薬(H₂ブロッカー含む)</u>, 降圧薬(中枢性降圧薬, β遮断薬), ジギタリス, 抗不整脈薬(リドカイン, メキシレチン), 気管支拡張薬(テオフィリン, ネオフィリン), 副腎皮質ステロイド
食欲低下	非ステロイド性消炎鎮痛薬(NSAID), アスピリン, 緩下剤, **抗不安薬, 抗精神病薬**, <u>トリヘキシフェニジル</u>, SSRI, **ChE 阻害薬**
便 秘	**睡眠薬・抗不安薬(ベンゾジアゼピン)**, <u>抗うつ薬(三環系)</u>, 膀胱鎮痙薬, 腸管鎮痙薬(ブチルスコポラミン, プロバンテリン), <u>H₂ブロッカー</u>, αグルコシダーゼ阻害薬, **<u>抗精神病薬(フェノチアジン系)</u>**, <u>トリヘキシフェニジル</u>
排尿障害・尿失禁	<u>抗うつ薬(三環系)</u>, 腸管鎮痙薬(ブチルスコポラミン, プロバンテリン), 膀胱鎮痙薬, <u>H₂ブロッカー</u>, **睡眠薬・抗不安薬(ベンゾジアゼピン)**, **<u>抗精神病薬(フェノチアジン系)</u>**, <u>トリヘキシフェニジル</u>, α遮断薬, 利尿薬

太字:向精神薬
下線:抗コリン作用を有する薬剤

(文献 8 より引用)

なモニタリングを実施する.

③ 老年症候群の症状の治療薬も見直しを実施する. 1つの症状に対し複数の薬剤が出されている場合には, 複数の処方が本当に必要か確認を行う. 中には老年症候群の症状がほかの薬剤の副作用であることもある. たとえば, 歩行困難の原因が睡眠薬の副作用によるふらつきであったとか, 便秘の原因が抗コリン作用を有する薬剤の副作用であったとか, 薬剤性老年症候群と呼ばれるような病状も十分に考えられる(代表的なものを**表1**に示す)[8]. 新たな症状の出現時には, 薬剤の副作用かどうかを見極めてからその症状に対し薬剤を追加するか検討する.

④ 退院前には自宅療養中も病状が安定するよう, 服薬アドヒアランスに配慮した処方に変更することも検討する. とりわけ, 服薬アドヒアランスが遵守されるような処方内容が簡素化されるよう配慮する. 前述したように CGA の評価から, 認知機能低下が示唆される患者であれば, 服薬が本人管理とならないよう介護者の協力が必須である. 介護者が日中仕事で不在の場合には, すべての薬の服用が朝と夜のみで済むように調整する.

以上, ポリファーマシー対策について解説した. 多剤となっていても一見すると必要と思われる薬剤しかないように見えることも多い. Multimorbidity となっている高齢患者に対し, フレイルや要介護状態を加味しつつ, 薬剤性老年症候群などとなっていないかを確認のうえ, 退院後の生活を見据えた見直しを実施されたい.

文 献

1) Mangoni AA, Jackson SH:Age-related changes in pharmacokinetics and pharmacodynamics:basic principles and practical applications. *Br J Clin Pharmacol*, **57**:6-14, 2004.
2) Santoni G, et al:Age-related variation in health status after age 60. PLoS One, **10**:e0120077, 2015.
3) Odden MC, et al:Rethinking the association of high blood pressure with mortality in elderly adults:the impact of frailty. *Arch Intern Med*, **172**:1162-1168, 2012.
4) Japan Diabetes Society(JDS)/Japan Geriatric Society(JGS)Joint Committee on improving care for elderly patients with diabetes:Committee report:glycemic targets for elderly patients

with diabetes. *Geriatr Gerontol Int*, **16**：1243-1245, 2016.

5) Nishtala PS, Salahudeen MS：Temporal trends in polypharmacy and hyperpolypharmacy in older New Zealanders over a 9-year period：2005-2013. *Gerontology*, **61**：195-202, 2015.

6) 日本老年医学会 日本医療研究開発機構研究費・高齢者の薬物治療の安全性に関する研究研究班編，高齢者の安全な薬物療法ガイドライン 2015，メジカルビュー社，2015.
Summary エビデンスに基づいて作成された「高齢者に特に慎重な投与を要する薬剤」のリストを掲載した日本老年医学会のガイドライン.

7) Muhlack DC, et al：The association of potentially inappropriate medication at older age with cardiovascular events and overall mortality：a systematic review and meta-analysis of cohort studies. *J Am Med Dir Assoc*, **18**：211-220, 2017.

8) 厚生労働省：高齢者の医薬品適正使用の指針（総論編）.
〔https://www.mhlw.go.jp/content/11121000/kourei-tekisei_web.pdf〕（2024 年 11 月 4 日閲覧）
Summary 厚労省の検討会により作成された高齢患者に対する薬剤の使用法およびポリファーマシーの対処法についての指針.

特集／リハビリテーション医療の現場で役に立つポリファーマシーの知識

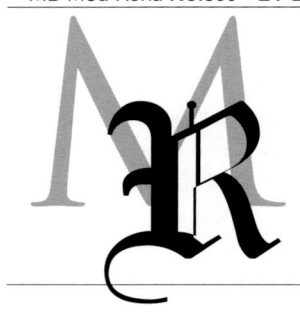

リハビリテーション医療の現場での薬剤管理とポリファーマシー

中道真理子*

Abstract　これからの薬物療法には生活を意識した支援が必要である．そのためにはリハビリテーション職種との協働が必要不可欠である．これまでの薬剤師の関わりは疾患モデルを主体とした薬物療法であった．疾患モデルでは，病気を治すこと，命を救うことを目的としてきた．しかし，薬物療法の大半は内服治療であり，食事と同様に生活の中に存在する．したがって，生活モデルを考慮した薬物療法が，病気や障害を抱えて生きる方の健康状態の支援となる．生活モデルを考慮した薬物療法には生活機能の評価が必要となる．生活機能の評価には国際生活機能分類を用いる．国際機能分類は，疾病および関連保健問題の国際統計分類と一緒に用いることにより，健康状態を病気の側面と生活の側面の両者から支援することを可能とする．多疾患，高年齢，および慢性疾患の罹患は，ポリファーマシーと低栄養の両方がこれらの条件と複雑に関連していることが多い．リハビリテーションの効果を最大限に引き出すためには適切な栄養管理と併せて適切な薬物療法が必要となる．

Key words　生活モデル(life model)，生活機能の評価(evaluation of daily life functions)，低栄養(malnutrition)，医原性サルコペニア(iatrogenic sarcopenia)，国際生活機能分類(International Classification of Functioning, Disability and Health)

はじめに

　これからの薬物療法には生活を意識した支援が必要である(**図1**)．

　そのためにはリハビリテーション職種との協働が必要不可欠である．薬物療法は，医師による病気の診断があり，処方により開始される．薬剤師は処方の内容を鑑査したのちに調剤し，患者に薬を提供する．提供された薬の効果の判定や有害事象の有無を観察したのち薬物療法が落ち着いてくると薬剤師の介入は終了する．このような薬剤師の関わりは疾患モデルを主体とした薬物療法であった(**図2**)．

　疾患モデルでは，病気を治すこと，命を救うことを目的としてきた．しかし，薬物療法の大半は内服治療であり，食事と同様に生活の中に存在する．特に超高齢社会を迎えた現在では，いくつかの病気や障害を抱えて生きている方も少なくない．急性期治療を要している原因疾患だけではなく，長期的に薬物療法管理が必要な疾患を持ちながらいかに幸せに日常生活を送れるかが重要である．したがって，生活モデルを考慮した薬物療法が，病気や障害を抱えて生きる方の健康状態の支援となる．薬剤師は医療の視点に偏る傾向にあるが，リハビリテーション職種は生活の視点を得意としている．リハビリテーション職種との対話を増やし，薬剤師の職能に生活の視点を身近なものにする必要がある．

* Mariko NAKAMICHI，〒813-8588　福岡県福岡市東区青葉6-40-8　社会医療法人原土井病院薬剤部

図 1. 生活を意識した薬物療法

（増田修三：薬剤師の視点から．日静脈経腸栄会誌，27(3)：895-901，2012．より一部改編）

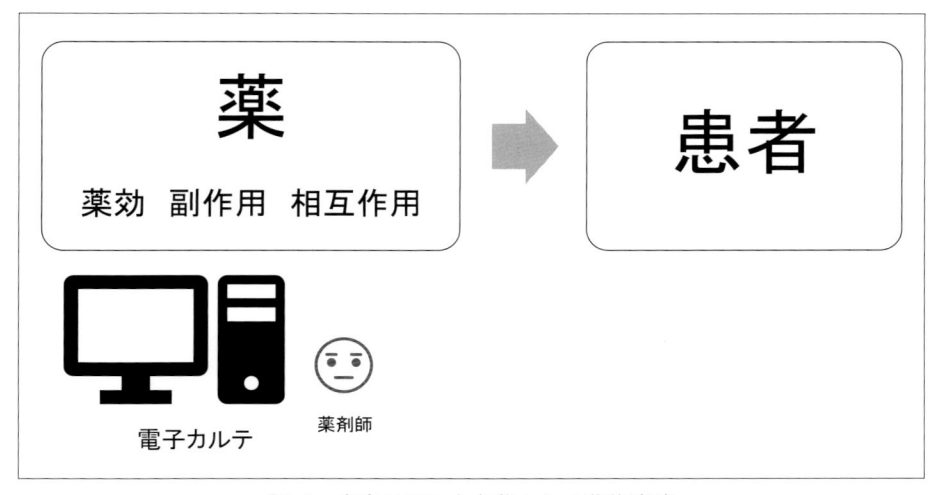

図 2. 疾患モデルを主体とした薬物療法

（増田修三：薬剤師の視点から．日静脈経腸栄会誌，27(3)：895-901，2012．より一部改編）

リハビリテーション現場における問題
（低栄養，サルコペニア）

リハビリテーション患者では低栄養とサルコペニアがしばしば共存するが，臨床現場では見過ごされ，治療が不十分であることが多い．日本の回復期リハビリテーション病棟における低栄養とサルコペニアの併存の有病率は，601 例中 23.5%に見られている（低栄養：29.0%，サルコペニア；62.4%）[1]．低栄養とサルコペアの併存は，65 歳以上の老年期リハビリテーション患者に多く見られる．栄養状態の改善や体重増加が日常生活動作

（activities of daily living；ADL）の改善と関連することから[2]適切な栄養管理をすることが必要となる．低栄養の発生率が最も高いのは，多疾患，高年齢，および慢性疾患の罹病期間の長さとされている．ポリファーマシーと低栄養の両方がこれらの条件と複雑に関連していることが多い．さらに，低栄養は入院前の患者だけでなく，医原性やポリファーマシーの結果として入院中に発症することも多いため低栄養からの医原性サルコペニアも注意が必要である[3]．低栄養の発症に最も頻繁に関与する疾患および状態には，① 高年齢層，特に 80 歳以上の患者（症例の 50%），② 慢性呼吸器

疾患の患者(45%)，③ 消化管疾患の患者(80%)，④ 腫瘍のある患者(85%)，⑤ リスクのある患者(65%，クワシオルコル型栄養失調)，⑥ 神経変性疾患，慢性感染症，精神疾患である．これらの患者は多剤併用で長期薬物療法を要することが多い．ポリファーマシーは低栄養の要因であり，低栄養の患者にはポリファーマシーへの考慮を認識する必要がある．

薬物療法と栄養との関連性

リハビリテーションの臨床現場における薬剤師の役割は，直接栄養に関することと間接的に栄養に関することへの支援がある[4]．直接栄養に関することとしては，必要栄養量が不足する場合の静脈栄養などの補完的栄養支援である．間接的に栄養に関することとしては，食べることへの支援である．薬剤には副作用として経口摂取や栄養状態に悪影響を及ぼすものも多く存在する．もしリハビリテーションの対象となる患者の経口摂取量が減少し，それが薬剤の副作用に起因すると疑われる場合には，薬剤の中止や減量を考慮しなければならない．得られた薬剤情報は，患者の身体状況とともにリハビリテーション科医や看護師，セラピストと共有されることが望ましい．多職種での情報の共有はリハビリテーション中に何らかの不都合が認められた際の原因検索において広い視野をもたらすことになる．薬剤の中には摂食嚥下に関する機能を抑制，低下させるものが多く存在している．中枢神経系を抑制させるような薬剤(抗精神病薬，抗うつ薬，抗不安薬，睡眠薬，抗てんかん薬，抗ヒスタミン薬，抗コリン薬など)は意識レベルも低下させるため，摂食嚥下のあらゆる段階に影響を与える．実際，抗精神病薬を服用していると嚥下機能が低下していることや，抗精神病薬を複数種類服用している患者の57%で誤嚥が認められたとの報告もある[5]．比較的安全性が高いとされている非定型抗精神病薬においても，眠気や動作緩慢によって摂食嚥下障害が起こる．また，筋弛緩薬，ベンゾジアゼピン系睡眠鎮静薬，

抗不安薬などの筋力を低下させるような薬剤は，嚥下関連筋の機能も低下させるため，特に咀嚼や嚥下の段階に影響を与える．抗コリン作用をもつ薬剤は唾液分泌を抑制し，口腔乾燥の原因となる．唾液は嚥下，味覚に重要な役割をもっているため，唾液分泌抑制は摂食嚥下機能の低下につながる．副作用として吐き気を催すものも，経口摂取に悪影響を及ぼす．ルビプロストンはCIC-2クロライドチャネルを活性化させ，腸管での水分分泌を促進させ便を軟らかくし，腸管内の輸送を高めて排便を促進させるが，20%以上の確率で吐き気の副作用が出現する．便秘に対してルビプロストンを使用中の患者で経口摂取不良を認めた場合は，こういった副作用の可能性を考慮するべきである．これらの薬剤性摂食嚥下障害は，薬剤の変更もしくは減量によって改善が得られることも多い[6]．糖尿病に用いられる SGLT2(sodium-glucose cotransporter 2)阻害薬は，近位尿細管においてグルコースの再吸収を阻害し，尿糖の排泄量を増加させることで血糖を低下させる．副作用として尿量の増加による脱水症，尿路感染症などが知られているが，薬剤の作用特性上，体内を異化亢進状態にする．そのため，長期間服用すると体脂肪を減少させるだけでなく，骨格筋量も減少させる．その影響は高齢かつ骨格筋量が少ない患者でより大きくなり，薬剤性サルコペニア，フレイルの原因になり得る．一方で，SGLT2阻害薬は心保護，腎保護作用も有しており，糖尿病患者はもちろん，心不全患者にとっても有用な薬剤である．心不全患者は複数の併存疾患とポリファーマシーを有していることが多い．入院リスクの高い患者には，集学的な疾患管理プログラムが標準治療として推奨されている[7]．

薬物療法とリハビリテーションの関連性

薬剤によるパーキンソン症候群，嚥下障害，排泄障害，意識障害，サルコペニアなどは薬剤起因性老年症候群と呼ばれ，ADLを低下させる要因となる．臨床では，薬剤の有害事象によるリハビ

26　　　MB Med Reha　No.309　2025

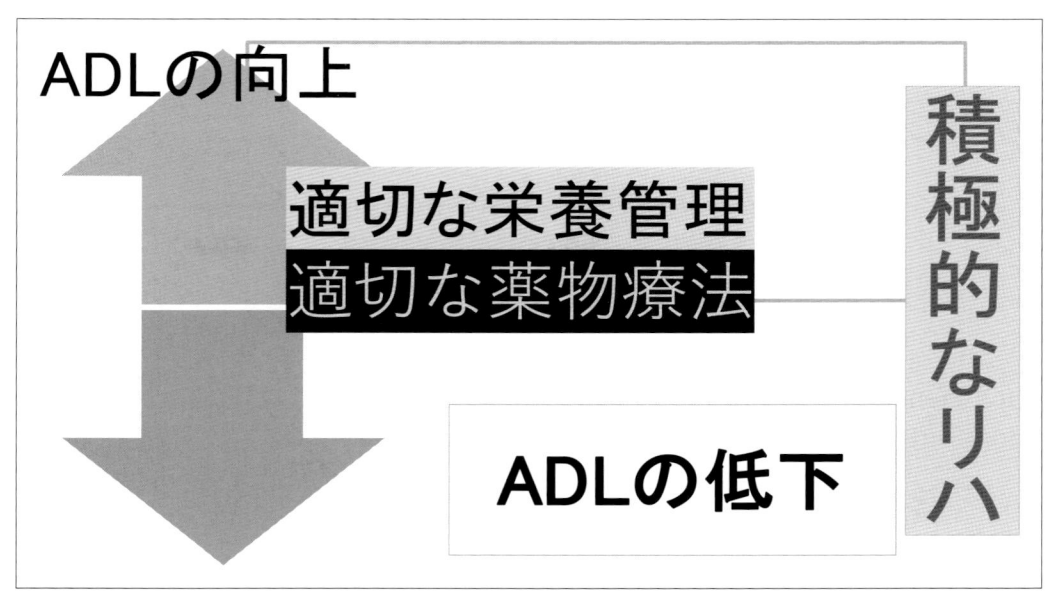

図 3. リハビリテーションの効果に必要な適切な栄養管理と薬物療法

リテーションへの悪影響のリスクが明らかになってきている[8]．一般的に，中枢神経系に抑制的に作用する薬剤は，過度の鎮静や眠気，めまいによって転倒のリスクが高まるだけでなく，リハビリテーションの効率も悪化させる．回復期リハビリテーション病棟入院中の脳卒中患者の33％に6剤以上の多剤を認め，多剤群では機能的自立度評価法（functional independence measure；FIM）の利得が有意に低くなった．自宅に退院できなかった患者では，入院中に薬剤数が平均3.3剤増えており，その内訳はベンゾジアゼピン系薬剤，抗精神病薬，抗うつ薬，下剤などの処方があった．急性期大腿骨近位部骨折の患者では，多剤である方が在院日数は長く，退院時のADLも低いことが報告されている．同様の報告が外傷性脳損傷の患者でもされている．回復期リハビリテーション病棟入院中の大腿骨近位部骨折の患者では，抗精神病薬を使用しているとFIM利得が低く，転倒も増加する可能性が示唆された[9]．骨粗鬆症性椎体圧迫骨折の患者の57.1％で潜在的不適切処方が認められ，退院時のADLが低下する可能性がある．入院中の不適切な栄養管理，不必要な活動制限だけでなく，多剤やポリファーマシーも医原性サル

コペニアの原因となる[3]．リハビリテーションの効果を最大限発揮するためには，多剤やポリファーマシー対策が必須である（図3）[10]．

リハビリテーションと薬剤を一緒に考える

リハビリテーションと協働することで薬物療法の適正化が推進し，国民の健康状態への支援が可能となる．リハビリテーションの得意とする生活機能の評価は薬剤師の視点からはほとんどなかった視点である．生活機能を評価して，処方設計を行うことが患者の生活を支援する薬物療法につながる．これまでの薬物療法のほとんどは，疾患モデルを主体としていた．病気が診断され，新しい薬が処方される時が薬剤師の介入時期であった．新しい薬物療法が開始される時は，薬の効果や副作用の確認が最も必要な時期である．処方された薬が疾患や患者に適応するのか，投与は可能なのか，投与後の患者の状態は良い方向へ向かっているのかなど処方された薬を安定して継続できると判断できる時期まで確認が必要である．これからの薬物療法には生活機能を評価する視点が推奨される．健康状態は流動的であり，疾患モデルと生活モデルの両方からアプローチする必要がある．

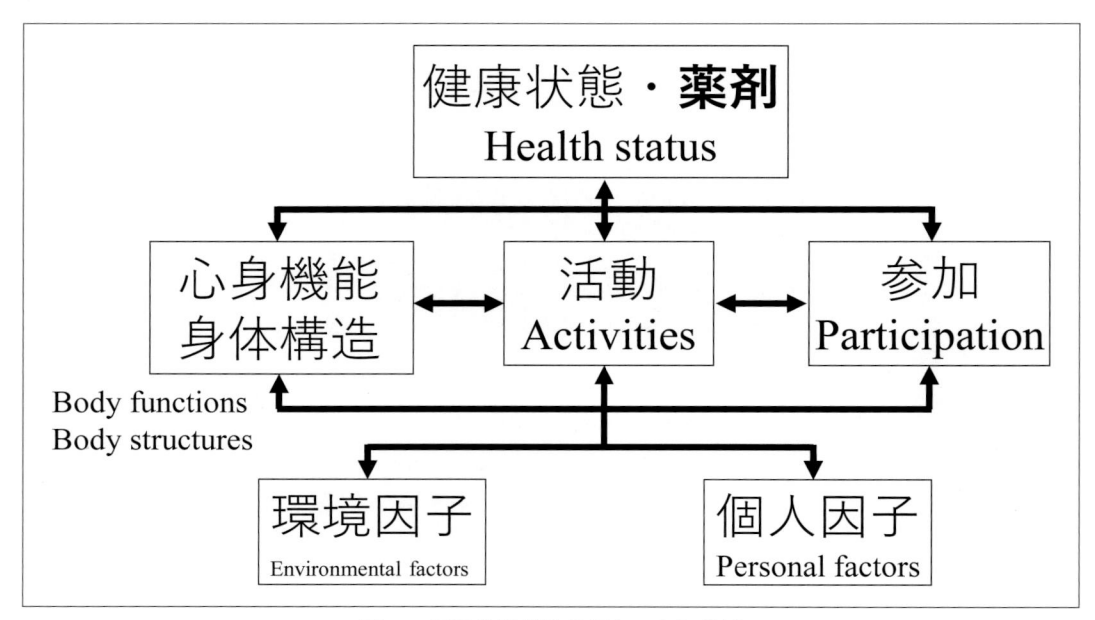

図 4. 国際生活機能分類（ICF）と薬剤

（文献 11 より引用）

生活モデルの視点では，リハビリテーション職種が生活機能を評価する際に用いる国際生活機能分類（ICF；International Classification of Functioning, Disability and Health）を用いる（**図 4**）[11]．病気の分類として，疾病および関連保健問題の国際統計分類（ICD；International Statistical Classification of Diseases and Related Health Problems）がある．

ICD と ICF の両者の側面から考慮し，多職種の共通言語として健康状態を支援できる．薬剤は健康状態の一部と捉え，生活機能（心身機能・身体構造，活動，参加）および背景因子（環境因子，個人因子）と相互にプラスやマイナスに影響し合い健康状態を形成している．健康状態を良好に保ち向上させる薬物療法支援には，ICF の評価が必要不可欠である．たとえば，体重減少の原因を診断推論した場合に非分析的推論では，食思不振による食事摂取低下を原因と診断しやすい．進行がん患者の場合には，がん悪液質と直感で診断しやすい．しかし，食思不振や食事摂取量低下を認めなくても体重減少する場合がある．また，複数の原因を認めることがある．リハビリテーションの現場で見かける体重減少の原因として疾患，薬剤

性，臓器障害，口腔関連，社会的問題など様々存在する[12]．原因を追究する場合には，多職種による視点によって評価項目が増え診断推論が容易になる[13]．介入においても患者ごとの個別化医療が可能となり，単職種よりも多職種になることで介入の機会も必然的に増えることになる．

さいごに

リハビリテーションで得られる身体的健康，精神的・心理的健康，社会的健康には，薬剤師も薬と生活をつなぐ唯一の職種として役割を果たしたい．

文 献

1) Nishioka S, et al：Prevalence and Associated Factors of Coexistence of Malnutrition and Sarcopenia in Geriatric Rehabilitation. *Nutrients*, **13** (11)：3745, 2021.
2) Nishioka S, et al：Nutritional Status Changes and Activities of Daily Living after Hip Fracture in Convalescent Rehabilitation Units：A Retrospective Observational Cohort Study from the Japan Rehabilitation Nutrition Database. *J Acad Nutr Diet*, **118**(7)：1270-1276, 2018.

3) Wakabayashi H：Hospital-associated sarcopenia, acute sarcopenia, and iatrogenic sarcopenia：Prevention of sarcopenia during hospitalization. *J Gen Fam Med*, **24**(3)：146-147, 2023.

4) 東　敬一朗ほか：リハビリテーション栄養における薬剤師の役割：日本リハビリテーション栄養学会によるポジションペーパー．リハ栄養, **6**(2)：293-301, 2022.
Summary　薬物療法によって，リハビリテーションや栄養を支援する概念をポジションペーパーとして紹介している．

5) Rudolph JL, et al：Antipsychotics and oropharyngeal dysphagia in hospitalized older patients. *J Clin Psychopharmacol*, **28**(5)：532-535, 2008.

6) Stewart JT：Reversible dysphagia associated with neuroleptic treatment. *J Am Geriatr Soc*, **49**(9)：1260-1261, 2001.

7) La Rovere MT, Traversi E：Role and efficacy of cardiac rehabilitation in patients with heart failure. *Monaldi Arch Chest Dis*, **89**(1)：69-72, 2019.

8) Kose E, Wakabayashi H：Rehabilitation pharmacotherapy：A scoping review. *Geriatr Gerontol Int*, **20**(7)：655-663, 2020.

9) Nakamichi M, et al：Influence of Antipsychotics on Functional Prognosis after Geriatric Hip Fracture. *J Nutr Health Aging*, **23**(4)：381-385, 2019.
Summary　抗精神病薬は，リハビリテーションの臨床現場において ADL の改善に悪影響である可能性があることを認識する．

10) Pana A, et al：Sarcopenia and polypharmacy among older adults：A scoping review of the literature. *Arch Gerontol Geriatr*, **98**：104520, 2022.

11) Wakabayashi H：Rehabilitation pharmacotherapy：A combination of rehabilitation and pharmacotherapy. *J Gen Fam Med*, **19**(2)：43-44, 2018.
Summary　生活機能を考慮する薬物療法は 2018 年に概念化された．疾病モデルと合わせて今後の薬物療法に必要である．

12) 若林秀隆ほか：リハビリテーション栄養における診断推論：日本リハビリテーション栄養学会によるポジションペーパー．リハ栄養, **6**：2-11, 2022.

13) Kokura Y, et al：Impact of a multidisciplinary rehabilitation nutrition team on evaluating sarcopenia, cachexia and practice of rehabilitation nutrition. *J Med Invest*, **64**(1.2)：140-145, 2017.

輝生会がおくる！

リハビリテーションチーム研修テキスト

―チームアプローチの真髄を理解する―

好評

2022 年 2 月発行
B5 判　218 頁
定価 3,850 円（本体 3,500 円＋税）

監修　石川　誠　水間正澄
編集　池田吉隆　取出涼子　木川和子

専門職による職種を超えたチームアプローチの作り方！

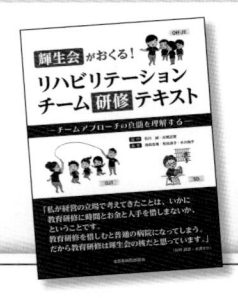

輝生会開設者の石川 誠が最も力を入れてきた
「教育研修」を余すことなく解説。
人材育成、リハビリテーションチームの醸成など
現場教育へ応用していただきたい一書です！

CONTENTS

詳しくはこちら！

全日本病院出版会　〒113-0033 東京都文京区本郷 3-16-4　Tel：03-5689-5989
www.zenniti.com　Fax：03-5689-8030

MB Med Reha **No.309**：**31-37**, 2025

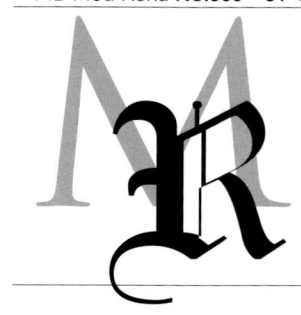

特集／リハビリテーション医療の現場で役に立つポリファーマシーの知識

ハイパーポリファーマシー

松本彩加*

Abstract　ハイパーポリファーマシーは，ポリファーマシーのさらに深刻な形態であり，10種類以上の薬剤を併用する状態を指す．この状態は特に高齢者に多く見られ，薬物相互作用や有害事象のリスクが著しく増加する．リハビリテーション医療においても，ハイパーポリファーマシーは機能障害や治療効果の低下を引き起こす可能性があるため，重要な課題である．近年の研究において，ハイパーポリファーマシーは死亡率，骨折リスク，日常生活動作の低下など，様々な不良なアウトカムと関連していることが示されている．これに対処するためには，包括的な薬剤レビューや多職種連携，モニタリングが必要であり，リハビリテーション医療における適切な薬物療法管理が求められる．

Key words　ハイパーポリファーマシー(hyperpolypharmacy)，薬物有害事象(adverse drug events)，薬物間相互作用(drug-drug interactions)，日常生活動作(activities of daily living)，減薬(deprescribing)

ハイパーポリファーマシーの概念と定義

ハイパーポリファーマシーとは，ポリファーマシーのさらに深刻な形態である．ポリファーマシーは薬剤数が多いことのみならず，複数の薬を服用していることにより，薬物相互作用，服薬アドヒアランスの低下や薬物有害事象などの有害事象を引き起こす状態というように幅広い概念として捉えられている．数で定義する場合，一般的には，5種類以上の薬剤を同時に使用することと定義される．ハイパーポリファーマシーとは，通常のポリファーマシーよりもさらに多くの薬剤を併用する状況を指し，一般的には10種類以上の薬剤を同時に服用する場合を指す[1]．多剤併用の程度が増すにつれて，薬物有害事象のリスクが指数関数的に上昇するという認識があるため，より深刻な多剤併用状態を表現するために生まれた概念である．ハイパーポリファーマシーは高齢者に多く見られ，ポリファーマシーと同様に薬剤の相互作用や副作用のリスクが増加するため，医療の質と安全性に関する問題が生じる．この概念は，ポリファーマシーと区別され，より複雑な薬物療法管理が必要となる状態として認識される．高齢者における多疾患併存の増加とともに，ハイパーポリファーマシーの問題は深刻化しており，その適切な管理が求められている．

ハイパーポリファーマシーによるリスク

ポリファーマシー自体にもリスクはあるが，ハイパーポリファーマシーはこれらの懸念を増幅させ，さらなる問題をもたらす．ハイパーポリファーマシーに関連する主なリスクは，ポリファーマシーと比較してより顕著であることが多い．

1．薬物相互作用の増加

薬剤数が増えるほど，相互作用のリスクは指数

* Ayaka MATSUMOTO，〒 869-1106　熊本県菊池郡菊陽町曲手760　熊本リハビリテーション病院サルコペニア・低栄養研究センター

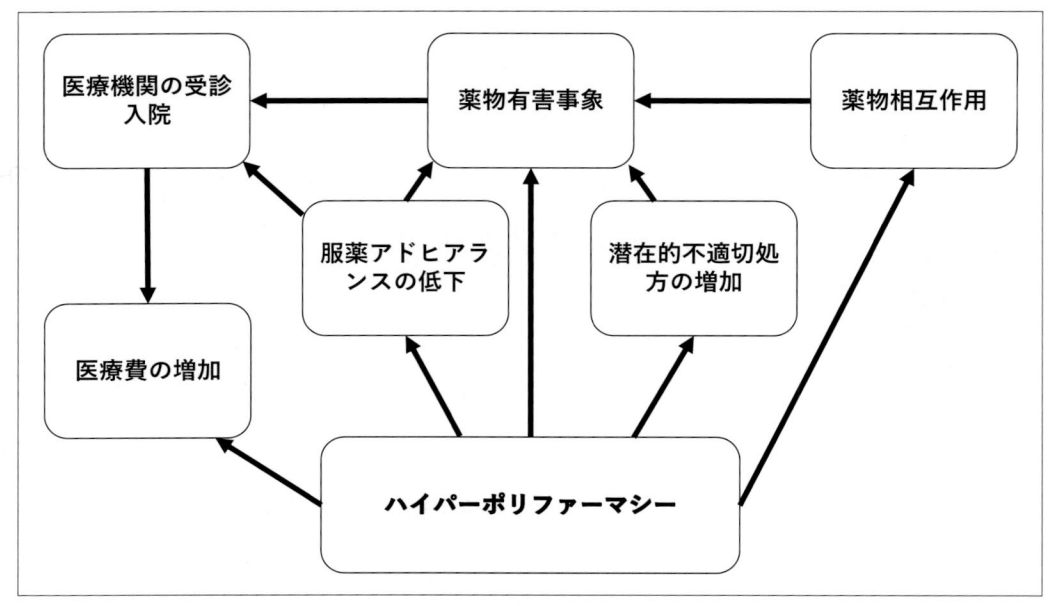

図1. ハイパーポリファーマシーによるリスク

関数的に上昇する，さらに相互作用を生じるリスクだけでなくその複雑性も増大することで予測不能な有害事象の発生率も上昇する．

2．有害事象の増加

薬剤数が増えるほど，薬物有害事象のリスクは指数関数的に増加する．

3．治療の複雑化

10種類以上の薬剤は処方複雑性の増加を招き，それを管理することは患者にとって負担となる．

4．服薬アドヒアランスの低下

服薬過誤による有害事象が発生するリスクとともに，服薬アドヒアランスの低下により，治療効果を損ない患者の健康状態がさらに悪化するリスクが生じる．

5．不適切な処方の増加

重複処方や不要な薬剤の継続などが生じやすくなる．さらに潜在的不適切処方（PIMs）処方のリスク因子であることも示されている（調整オッズ比5.55）[2]．

6．医療費の増加

不必要な薬剤使用や有害事象による入院，医療機関の受診により，医療費が増加する．

薬物相互作用のリスク増加，薬物有害事象のリスク増加，服薬アドヒアランスの低下，医療費の増加はそれぞれ互いに関連し，悪循環に陥る（**図1**）．

ハイパーポリファーマシーに関するエビデンス

近年，ポリファーマシーに関するエビデンスは著しく増加しており，様々な集団や医療環境におけるその有病率，関連因子，転帰が研究されている．しかし，Pubmedで「polypharmacy」と検索すると15,254件ヒットするのに対し，「hyperpolypharmacy」は113件，「excessive polypharmacy」で378件しかヒットしないのである（2024年8月の検索結果）．ポリファーマシーにハイパーポリファーマシーを含んでいる研究が多いが，ポリファーマシーの中でも特にハイパーポリファーマシーに着目した研究はまだ少ない．その中でもわかっていることは以下の通りである．

1．ハイパーポリファーマシーの有病率

セッティングや対象集団によって異なる．ポリファーマシーと比較するとその割合は低いが，疾患によってはハイパーポリファーマシーも高い有病率を示す．

<セッティング別の有病率>
- 外来患者：65歳以上の13.5%[2]
- 入院患者：65歳以上の47.5%[3]
- ナーシングホーム入所者：25.7%[4]

<疾患別の有病率>
- フレイル高齢者：22%[1]
- 心不全患者：26～36%[5][6]
- 慢性腎臓病(CKD)患者：23～48%[7][8]
- パーキンソン病高齢患者：18%[9]
- 重症虚血肢患者：33%[10]
- 腎移植患者：41%[11]

2．ハイパーポリファーマシーが生じる要因

ポリファーマシーは加齢に伴う併存疾患数の増加とともに有病率が上昇するが，これはハイパーポリファーマシーも同様である．合併症の数以外にも10回以上の外来受診，3回以上の入院といった医療システムの頻回の利用もハイパーポリファーマシーを生み出す要因となっている[6]．イングランドの高齢者における研究においては，BMI 30以上の肥満であることがハイパーポリファーマシーのリスクであった(調整後ハザード比2.28(95% CI：1.63～3.21))[12]．

3．ハイパーポリファーマシーに関連する不良なアウトカム

1）死亡率リスクとの関連

慢性腎臓病(CKD)患者においてハイパーポリファーマシーは心血管イベントの発生(調整後ハザード比3.02(95% CI：1.59～5.74))，全死亡(調整後ハザード比2.80(95% CI：1.41～5.54))[13]と有意に関連した．また急性代償性心不全後患者においては，ハイパーポリファーマシーは，非ポリファーマシー，ポリファーマシー群と比較して，予後不良であり，総薬剤数は死亡リスクの増加と有意な関連が見られた(ハザード比1.05(95% CI：1.01～1.10))[5]．重症虚血肢患者においても死亡率との関連は同様の結果であり，さらに大切断とも有意な関連があった[10]．

2）健康関連QoL(HRQoL)との関連

CKD患者においてハイパーポリファーマシーは身体的QoL($\beta=-4.13$(95% CI：-4.74，-3.52))，心理的QoL($\beta=-1.70$(95% CI：-2.01，-1.40))[8]と関連した．多疾患合併入院高齢患者においてもHRQoL(調整オッズ比1.37(95% CI：1.05～1.80)の低下と関連し，その中でもハイパーポリファーマシー患者では，抗コリン薬や鎮静薬の負荷が高く，薬物療法が複雑であることがHRQoLの低下と関連していた[14]．

3）フレイルとの関連

地域在住高齢男性のハイパーポリファーマシーはフレイルに対して調整後オッズ比5.80(95% CI：2.90～11.61)，2年後のフレイル発生にも調整オッズ比2.50(95% CI：0.76～8.26)と関連があり，高リスクな処方は，フレイルの一因となる可能性がある[15]．

4）骨折リスクとの関連

CKD患者においてハイパーポリファーマシーは脆弱性骨折のリスク(調整後ハザード比1.99(95% CI：1.35～2.92)[7]と関連した．

5）日常生活動作(ADL)との関連

急性期病院を退院した患者おいて，ハイパーポリファーマシーは退院後3か月の日常生活動作の低下と関連があり(オッズ比2.2(95% CI：1.11～4.37))，かつこの関連はPIMsの使用とは無関係であった[16]．ナーシングホーム入居者において，ハイパーポリファーマシーは非ポリファーマシー者と比較して認知機能が有意に低かったが，ADLは有意な差はなかった[17]．在宅ケアを受けている高齢者において手段的ADLの改善と負に関連していた[18]．

6）低栄養リスクとの関連

フィンランドの高齢者を対象とした調査において，ハイパーポリファーマシー患者は3年後に低栄養リスクが有意に高かった[19]．

このように，ハイパーポリファーマシーに関連する有害事象は非常に多岐にわたり，そのリスクは単なるポリファーマシーを超えて深刻なものとなっている．高齢者におけるハイパーポリファー

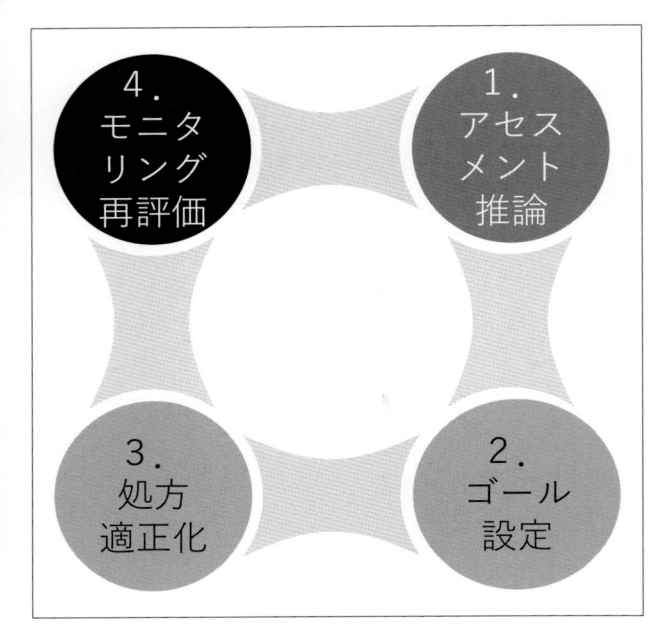

図 2. リハビリテーション医療における薬物療法のマネ
ジメントサイクル
(Yoshimura Y, et al：pharmacotherapy and the role of
pharmacists in rehabilitation medicine. *Prog Rehabil
Med*, 7：20220025, 2022. より引用)

マシーの影響を理解し，その管理を徹底すること
は，今後ますます重要になると考えられる．

リハビリテーション領域におけるハイパー
ポリファーマシーとそのエビデンス

リハビリテーション医療においても，ハイパー
ポリファーマシーは重大な課題である．多くのリ
ハビリテーション患者は複数の慢性疾患を有し，
さらに機能障害に対する薬物療法をそれぞれに導
入すると，薬剤使用が増加し，その結果リハビリ
テーションの効果を減弱させる可能性がある．し
かし，先述のハイパーポリファーマシーによる不
良のアウトカムとの関連については外来患者やプ
ライマリケア，ナーシングホームでの検討がほと
んどであり，リハビリテーション領域におけるエ
ビデンスは非常に乏しいのが現状である．いくつ
かの研究では，ポリファーマシーの定義の中で，
総薬剤数が脳卒中患者の日常生活動作，認知レベ
ル，摂食嚥下レベル，といったリハビリテーショ
ンの進行や成果に悪影響を与える可能性が指摘さ
れている．しかしその中でもハイパーポリファー

マシーに限定した研究はない．リハビリテーショ
ン領域における薬剤管理が特に重要となる患者層
を見出すためにも，ハイパーポリファーマシーと
リハビリテーションアウトカムとの関連の検証が
必要であると考えられ，またそのメカニズムや具
体的な対策については今後の研究が求められてい
る．

ハイパーポリファーマシーへの対応策

ハイパーポリファーマシーに対しては，医療提
供者，患者，医療システムを巻き込んだ多面的な
アプローチが必要である．ハイパーポリファーマ
シーへの対処法も基本的にはポリファーマシーに
対する対処法と同様である(**図 2**)．

1．包括的な薬剤レビュー(図 3)

定期的にすべての処方薬を見直し，不必要な薬
剤，潜在的な薬物相互作用，非薬物療法で対処で
きる方法はないか特定すること．特にリハビリ
テーション医療で薬剤レビューを行う際に考慮す
べき課題を**表 1**に示す．

2．スクリーニングツールの使用

STOPP/START 基準(Screening Tool of Older
Person's Prescriptions/Screening Tool to Alert
doctors to Right Treatment)や Beers 基準，高齢
者の安全な薬物療法ガイドラインなどの検証済
ツールは PIMs を同定するのに役立つ．ハイパー
ポリファーマシーが及ぼす不良のアウトカムは
PIMs の使用に依存しないとの研究もあるため，
PIMs に対処するだけでは不十分かもしれない．
PIMs 以外にも薬剤レビュー，PIMs のスクリーニ
ングにより抽出された薬剤のうち，有益性が低下
しているもしくは害を引き起こしている可能性の
ある薬剤の漸減，中止を試みる．

3．多職種連携

リハビリテーション医療では医師や薬剤師，看
護師以外にもリハビリテーション専門職や管理栄
養士，歯科衛生士，医療ソーシャルワーカーなど
の様々な医療スタッフが関わる．医師や薬剤師だ
けでは見逃される症状や変化もあるため，薬剤に

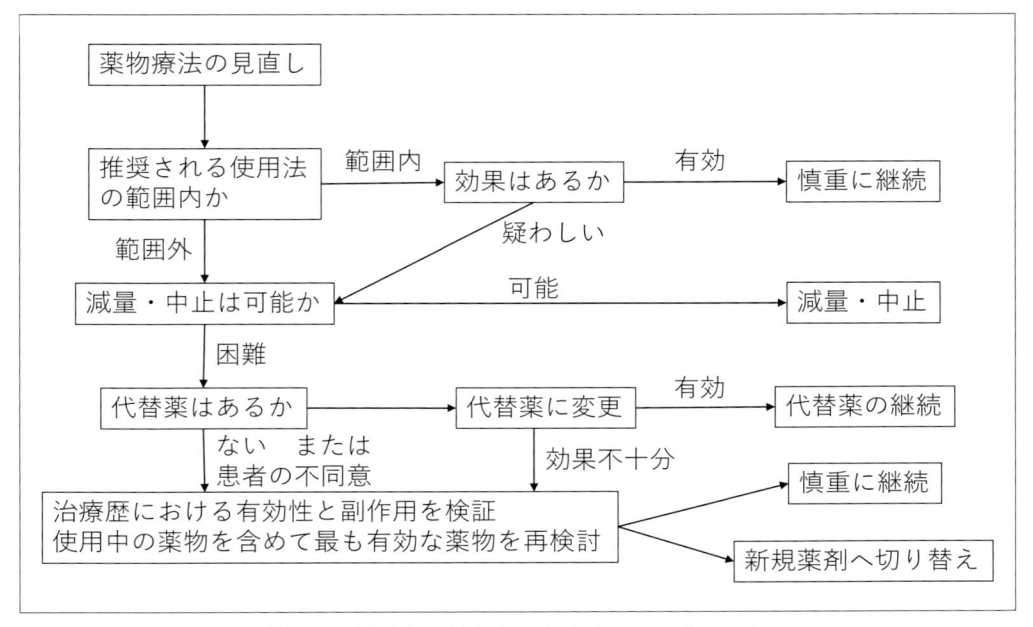

図 3. 薬物療法の適正化のためのフローチャート
（日本老年医学会　日本医療研究開発機構研究費・高齢者の薬物治療の安全性に関する研究研
究班：高齢者の安全な薬物療法ガイドライン 2015，メジカルビュー社，2015．より引用）

表 1．リハビリテーションで薬剤レビューを行う際に考慮すべき課題

- 活動やリハビリテーションを制限している症状は何か．
- 患者はリハビリテーションのプロセスから何を得たいのか．患者は薬剤から何を得たいのか．
- これらの症状に薬剤を使用しない解決策はあるか？
- 薬剤が必要な場合は有効な最低用量を使用し定期的に検討する．有効でない場合は中止する．
- 患者が薬を服用することができるかを確認する．
- すべての症状は薬剤の副作用によるものと仮定する．副作用を治療するために薬を増やすのではなく，原因となる薬を中止する．
- 可能であれば，複数の問題を治療できる薬剤を選択する（例：狭心症にも有効な降圧薬）．
- リハビリテーションのプロセスで，特に急性疾患から回復する際にいくつかの薬剤の中止を検討する．
- 薬剤を投与した理由はまだ存在するか？　存在しない場合は中止する．

（Clarke CL, et al：The Effects of Medication on Activity and Rehabilitation of Older People—Opportunities and Risks. Rehabilitation Process and Outcome. 6：1-7，2017 をもとに筆者作成）

よる患者の変化には多職種の意見を集約させることが重要になる．

4．モニタリング

　薬剤の減量，中止を行ったあとは，必ず処方変更後の状態に悪化がないか確認を行う必要がある．

　このような対策を通じて，ハイパーポリファーマシーのリスクを低減し，患者の QOL の向上を図ることが不可欠である．これらの対策を実施するには，医療提供者，患者，医療システムが協調して取り組む必要がある．ハイパーポリファーマ

シーに対処することで，リハビリテーションの転帰を改善し，有害事象を減らし，全体的なケアの質を高めることができる可能性がある．

　しかしながらハイパーポリファーマシーへの介入による効果のエビデンスは今のところ限定的であることも確かである．ポリファーマシーに対する減薬介入に関するメタ解析では，減薬介入はPIMs，PPO（potentially prescribing omission），薬物有害事象を発生する高齢者の割合を有意に減少させ，さらに服薬コンプライアンスも改善した[20]．有効性を示す研究もあるが，反対にハイ

パーポリファーマシーを減少させることを目的と
したランダム化比較試験（RCT）において，医師と
薬剤師による共同薬物療法管理，標準治療の実践
推奨，共同意思決定，脱処方のプロトコールを，
複数サイクルにわたり電話で実施する減薬介入群
は，通常ケア群と比較して老年症候群（転倒，認
知，尿失禁，疼痛）の有病率に差はなく，医療サー
ビスの利用や薬物離脱の有害作用に関連しなかっ
た[21]．デンマークのリハビリテーション施設の高
齢者を対象としたRCTでは，薬剤調整を含む老
年医学的ケアを受けた群は通常ケア群と比較して
ハイパーポリファーマシーの有病率を低下させ，
処方適正化する可能性があるが，認知機能には影
響は認められなかった[22]．今後，セッティングや
対象集団を限定した追加研究が必要であろう．

文　献

1) Toh JJY, et al : Prevalence and health outcomes of polypharmacy and hyperpolypharmacy in older adults with frailty : A systematic review and meta-analysis. *Ageing Res Rev*, **83** : 101811, 2023.
   Summary フレイル高齢者におけるハイパーポリファーマシーの有病率と健康転帰に関する系統的レビュー.
2) Bhatt AN, et al : Potentially inappropriate medications prescribed for older persons : A study from two teaching hospitals in Southern India. *J Family Community Med*, **26** : 187-192, 2019.
3) Tao L, et al : Polypharmacy and potentially inappropriate medications among elderly patients in the geriatric department at a single-center in China : A retrospective cross-sectional study. *Medicine (Baltimore)*, **100** : e27494, 2021.
4) Kummer I, et al : Polypharmacy and potentially inappropriate prescribing of benzodiazepines in older nursing home residents. *Ann Med*, **56** : 2357232, 2024.
5) Kanai M, et al : Prognostic impact of hyperpolypharmacy due to noncardiovascular medications in patients after acute decompensated heart failure-insights from the clue of risk stratification in the elderly patients with heart failure

(CURE-HF) registry. *Circ J*, **88** : 33-42, 2023.
6) Kennel PJ, et al : Prevalence and determinants of Hyperpolypharmacy in adults with heart failure : an observational study from the National Health and Nutrition Examination Survey (NHANES). *BMC Cardiovasc Disord*, **19** : 76, 2019.
7) Wakasugi M, et al : Polypharmacy, chronic kidney disease, and incident fragility fracture : a prospective cohort study. *J Bone Miner Metab*, **40** : 157-166, 2022.
8) Adjeroh L, et al : The association between polypharmacy and health-related quality of life among non-dialysis chronic kidney disease patients. *PLoS One*, **18** : e0293912, 2023.
9) Bhagavathula AS, et al : Polypharmacy and hyperpolypharmacy in older individuals with parkinson's disease : A systematic review and meta-analysis. *Gerontology*, **68** : 1081-1090, 2022.
10) Altunova M, et al : The relationship between hyperpolypharmacy and one-year outcomes in patients with critical limb ischemia undergoing below-knee endovascular therapy. *Vascular*, **32** : 320-329, 2024.
11) Kosoku A, et al : Hyperpolypharmacy and frailty in kidney transplant recipients. *Transplant Proc*, **54** : 367-373, 2022.
12) Slater N, et al : Factors associated with polypharmacy in primary care : a cross-sectional analysis of data from the English Longitudinal Study of Ageing (ELSA). *BMJ Open*, **8** : e020270, 2018.
13) Kimura H, et al : Association of polypharmacy with kidney disease progression in adults with CKD. *Clin J Am Soc Nephrol*, **16** : 1797-1804, 2021.
14) Falke C, et al : The association between medication use and health-related quality of life in multimorbid older patients with polypharmacy. *Eur Geriatr Med*, 2024. [online ahead of print]
15) Gnjidic D, et al : High-risk prescribing and incidence of frailty among older community-dwelling men. *Clin Pharmacol Ther*, **91** : 521-528, 2012.
16) Fabbietti P, et al : Effects of hyperpolypharmacy and potentially inappropriate medications (PIMs) on functional decline in older patients

discharged from acute care hospitals. *Arch Gerontol Geriatr*, **77** : 158-162, 2018.

17) Vetrano DL, et al : Association of polypharmacy with 1-year trajectories of cognitive and physical function in nursing home residents : results from a multicenter european study. *J Am Med Dir Assoc*, **19** : 710-713, 2018.

18) Runganga M, et al : Multiple medication use in older patients in post-acute transitional care : a prospective cohort study. *Clin Interv Aging*, **9** : 1453-1462, 2014.

19) Jyrkkä J, et al : Association of polypharmacy with nutritional status, functional ability and cognitive capacity over a three-year period in an elderly population. *Pharmacoepidemiol Drug Saf*, **20** : 514-522, 2011.

20) Zhou D, et al : Deprescribing interventions for older patients : A systematic review and meta-analysis. *J Am Med Dir Assoc*, **24** : 1718-1725, 2023.
Summary 減薬介入による高齢者の臨床転帰に及ぼす影響を評価した系統的レビュー.

21) Herrinton LJ, et al : Effectiveness of bundled hyperpolypharmacy deprescribing compared with usual care among older adults : A randomized clinical trial. *JAMA Netw Open*, **6** : e2322505, 2023.

22) Zintchouk D, et al : Impact of geriatrician-performed comprehensive geriatric care on medication use and cognitive function in older adults referred to a non-hospital-based rehabilitation unit. *Am J Med*, **132** : 93-102.e2, 2019.

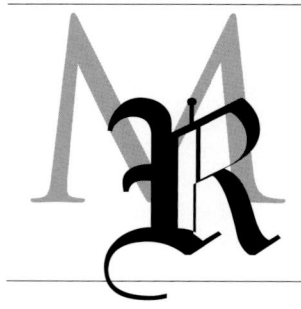

特集／リハビリテーション医療の現場で役に立つポリファーマシーの知識

急性期病棟におけるポリファーマシー対策

鈴木亮平*

Abstract 急性期病棟では在院日数が比較的短く，1職種や急性期病棟のみではポリファーマシーに対する処方見直しや処方見直し後の経過観察を行うことが難しい．そこで，多職種やケア移行後の転院・退院先の医療機関と連携しポリファーマシー対策を行うことが求められている．医師や薬剤師，理学療法士・作業療法士は連携して，薬物療法が日常生活に与える影響や内服薬自己管理における問題点を把握・評価することが重要である．また，言語聴覚士と連携して嚥下機能に応じた薬剤選択や薬物有害事象の把握・評価を行うことが重要である．ケア移行時には地域内の多職種間で処方見直しなどの情報を共有して，ポリファーマシー対策に取り組むことで，質の高いリハビリテーションや薬物療法に寄与することが可能となる．

Key words 急性期病棟(acute unit)，ポリファーマシー対策(polypharmacy management)，多職種連携(multidisciplinary approach)，タスク・シェア(task share)

はじめに

急性期病棟の高齢患者には，入院の要因となる主疾患があり，疾患の改善，症状緩和のために薬物療法が行われる．薬物療法の方向性としては薬剤が追加(足し算)になることが多い．そのため，主疾患の状態や症状，薬物有害事象などを評価しながら，処方見直し(引き算)をしていくことが重要である．急性期病棟では主疾患のほかに様々な症状，たとえば不眠や疼痛，便秘，不穏などに対して薬物療法が行われる．これらの症状は患者のQOL(quality of life)の低下を招く要因となるため，QOL改善のためにそれらの薬物療法は重要である．しかしながら，症状改善後もそれらの薬剤が漫然と継続されると，ポリファーマシーの要因となる．ポリファーマシーは，薬物有害事象や再入院の増加につながるため[1)2)]，薬物有害事象が疑われる薬剤や症状改善後も漫然と継続している薬剤などの処方見直しが求められている．

急性期病棟では在院日数が比較的短く，1職種や急性期病棟だけでは，処方見直しや処方見直し後の経過観察ができないといった課題も見られる．そのため，医師，リハビリテーション職(理学療法士，作業療法士，言語聴覚士)，看護師，薬剤師など多職種が連携してポリファーマシー対策に取り組むとともにケア移行時には転院先・退院先の医療機関と連携して最適な薬物療法を継続できるようにすることが重要である．

* Ryohei SUZUKI, 〒514-1101 三重県津市久居明神町2158-5 独立行政法人国立病院機構三重中央医療センター，主任薬剤師

ポリファーマシーがリハビリテーションに
与える影響

急性期病棟に入院する高齢者を対象として行われた研究では，内服薬5種類以上服用のポリファーマシー群と5種類未満の非ポリファーマシー群を比較したところ，FIM効率の改善が前者は有意に低かったことが報告されている[3]．また，ポリファーマシーと転倒との関連が報告されており[4]，特に睡眠薬や抗不安薬，抗うつ薬を併用している場合にはリハビリテーション時の傾眠，転倒とそれに伴う骨折に十分な注意が必要である．そのため，ポリファーマシーの解消や高齢者に対する処方で特に慎重を要する薬剤（PIMs；potentially inappropriate medications）を服用している場合には処方見直しを検討することが重要である．

医師とリハビリテーション職，薬剤師が連携して
行うポリファーマシー対策

急性期病院の循環器病棟において，医師と薬剤師が連携しポリファーマシー対策に取り組んだ事例[5]やリハビリテーション職と薬剤師が連携して薬物治療に関わり，有害事象の回避につながった事例が報告されている[6]．さらに回復期リハビリテーション病棟においては処方の適正化につながったことが報告されている[7]．リハビリテーション職と薬剤師が薬物療法に関わるタスク・シェアを行うことで，ポリファーマシーに関連した薬物有害事象の早期発見や重篤化回避，症状改善後も漫然と継続している処方の見直しなどの薬物療法の最適化や内服薬の自己管理能力向上，医師の負担軽減につながると考えられる．

1．理学療法士・作業療法士と連携して行う
ポリファーマシー対策

薬剤師はベッドサイドで面談することが多く，日常生活動作を考慮したポリファーマシーに関連する問題点を見つけにくいことがある．そのため，多職種で連携して薬物療法が日常生活動作に与える影響や問題点を把握することが重要である．

脳血管疾患，心疾患の患者では降圧を必要とすることが多い．それらの患者に対して急性期病棟では外来で行われる薬物療法に比べ速いスピードで降圧薬が追加されていく．そのため，低血圧やそれに伴う症状がリハビリテーションに影響を与える可能性がある．そのほかにも安静時に測定する血圧とリハビリテーション中の血圧が異なり，リハビリテーション中に低血圧や高血圧が見られリハビリテーションに影響することがある．早期のリハビリテーションと疾患のコントロールには血圧管理が重要であり，それらに関連した情報を多職種で共有して，最適な薬剤，投与量になるよう処方を見直すことが重要である．

急性期病棟では疾患の影響や急な療養環境の変化に伴い，不眠やせん妄・興奮に対して睡眠薬や抗精神病薬を使用せざるを得ない時がある．睡眠薬や抗精神病薬は傾眠，ふらつきの要因となり，転倒のリスク増加につながることがある．このような症状がある，または疑われる時は医師・薬剤師に相談のうえ，処方見直しを検討することが望ましい．

リハビリテーションを行ううえでも疼痛管理は重要である．そのため，多職種間で疼痛状況をNRS（Numerical Rating Scale）などの客観的な指標を用いて評価し，疼痛状況に合わせて処方見直しを行うことが重要である．疼痛が治まり鎮痛薬を減量，中止する際には，不用意に鎮痛薬を再開させないためにも，疼痛発現時には鎮痛薬を頓用で使用するなどの工夫が必要である．

入院後，運動量や食事内容・量の変化により便秘になることがある．便秘に対して下剤を服用している患者において，下痢が心配でリハビリテーションが進まない場合がある．下剤を調整し，排便コントロールを行うことで症状が改善し，リハビリテーション意欲が上昇することもある．このように，リハビリテーションの阻害要因は患者1人1人異なるため，薬剤に関連した問題点があれば医師・薬剤師と連携して処方見直しを行うことが重要である．

脳血管疾患などの患者の中には，疾患の影響で上肢の麻痺が見られる場合がある．退院後内服自己管理が必要で麻痺などがある患者に対しては内服管理がしやすいように工夫する必要がある．作業療法士と協力して薬剤開封の訓練を行い，開封のための補助具（たとえば，電動カッター）の使用や一包化を検討する．さらに，認知機能に応じて薬カレンダーやお薬管理 BOX へのセット訓練などを多職種が連携して行い，退院後に薬物療法を継続できるように準備することが重要である．服用回数が多いなど処方が複雑な場合は内服管理を煩雑にし，メデケーションエラー発生の要因やアドヒアランス低下につながるため[8]，内服管理の負担を軽減するためにも服用回数を減らすなど，処方見直しを検討する必要がある．

2．言語聴覚士と連携して行う ポリファーマシー対策

急性期病棟の患者の中には疾患や高齢化，薬剤の影響で嚥下機能が低下している場合がある．内服薬の効果を発揮させるためには，薬を服用する必要があり，安全に内服できるかの評価は言語聴覚士や看護師と連携して行う必要がある．嚥下機能が低下し，錠剤の粉砕が必要な場合に，腸溶錠など粉砕できない薬剤もあるため，粉砕前に薬剤師に確認することが望ましい．錠剤が大きく服用しにくい場合は小さい薬や散剤に変更できないかを検討する．また，嚥下機能が低下している患者に対して多くの錠剤を服用させることは難しいため，内服薬数を減らす，複数の薬剤が 1 剤になった配合錠を使用するなどの工夫が必要である．ただし，ポリファーマシーを考慮して配合錠にした結果，高齢者が飲みやすい錠剤の大きさである 7 mm より大きくなると[9]，内服困難になる場合も見られるため，服用時の評価が重要である．さらに，口腔内の状況も確認し，口腔内に薬剤の残留がないかを確認し，それらの情報を多職種で共有し，問題があれば処方見直しを検討することが重要である．

嚥下機能が低下した患者が薬剤を服用する際に

はとろみ剤を使用することがある．とろみ剤によって薬の薬物動態，すなわち薬剤の効き方に影響することが報告されており[10][11]，期待する効果が得られない場合にはとろみ剤の情報を確認し，とろみ剤の変更や薬剤変更を協議する必要がある．急性期病棟で一時的に嚥下機能が低下した場合に錠剤を粉砕したり，散剤に変更することもあるが，嚥下機能が改善した場合には，服用のしやすさから患者が錠剤を希望される場合もある．嚥下機能に応じた最適な剤形への見直しがアドヒアランス低下を回避することにつながるため，医師，薬剤師と連携して処方見直しを行うことが重要である．

急性期病棟の入院患者の中には入院の契機となった疾患や環境変化によりせん妄を起こすことがある．せん妄に使用される抗精神病薬は薬物有害事象として嚥下機能の低下を引き起こす可能性があるため，特に薬剤開始時には嚥下機能の確認を注意して行う必要がある．また，抗精神病薬の中でも抗コリン作用を有する薬剤や利尿剤を使用すると口腔内乾燥を引き起こし，齲蝕のリスク上昇や口腔内の痛みなども引き起こす可能性がある．そのため，それらの症状が見られる場合には，医師・薬剤師と情報を共有し，処方見直しを検討する必要がある．

3．医師とリハビリテーション職，薬剤師が連携して行う処方見直しプロセス：薬剤師の立場から

急性期病棟において患者が入院後，薬剤師は患者がこれまで服用していた薬剤（持参薬）を確認し，薬物有害事象が起きていないか，薬剤の効果が見られているか，治療終了後の薬剤が漫然と継続されていないか，持参薬の残数やばらつきなどからアドヒアランス低下がないかを確認している．さらに急性期病棟で開始される薬物療法に対して，治療効果や薬物有害事象の発現などを，検査値や症状から確認・評価している．特に症状からの確認は薬剤師 1 職種の情報のみでは不足することもあるため，医師やリハビリテーション職と

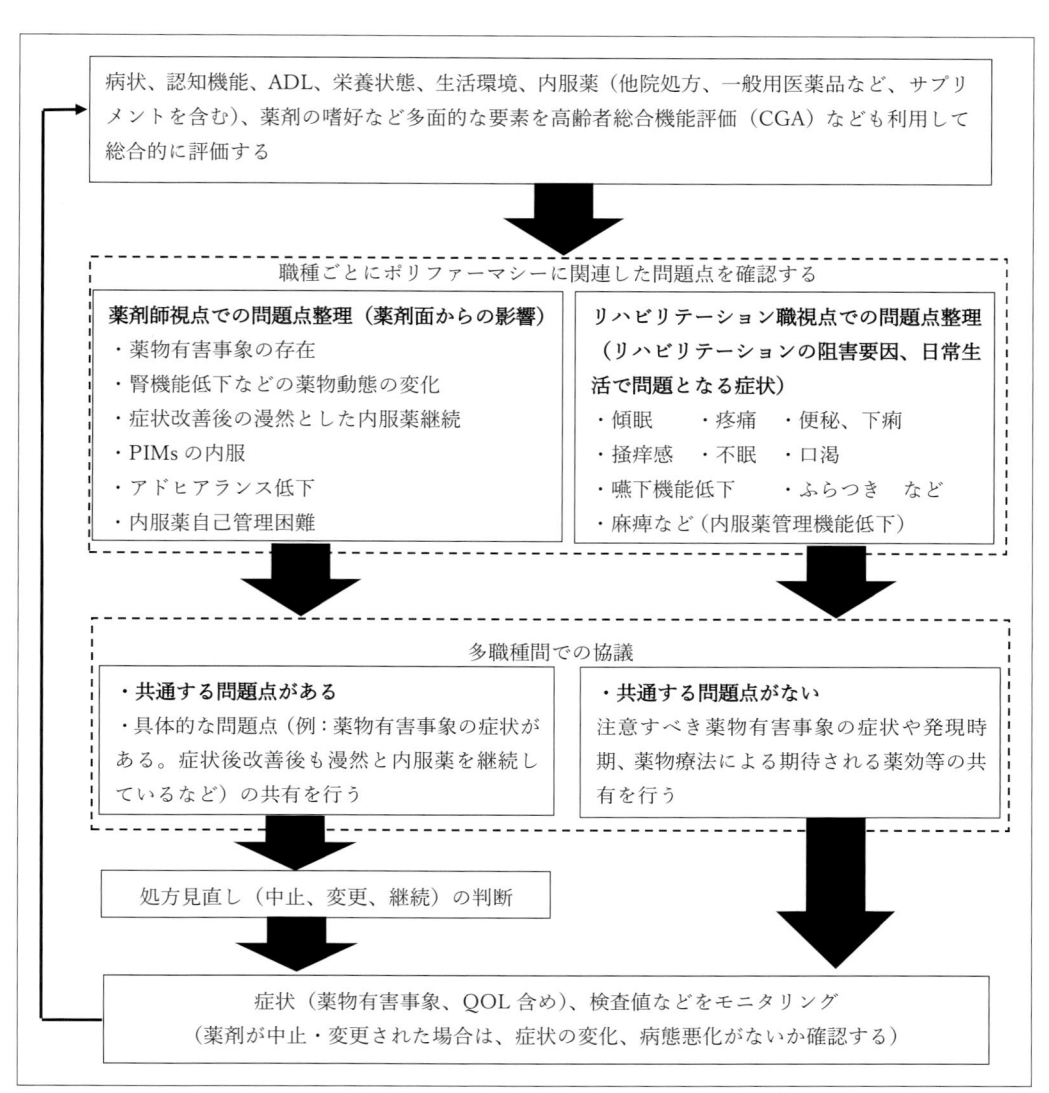

図 1. リハビリテーション職と薬剤師が連携して行う処方見直しプロセス
（高齢者の医薬品適正使用の指針総論編図 4-1 をもとに作成）

の情報共有は重要となる.

　リハビリテーション職と薬剤師に焦点を当てた処方見直しプロセスを**図 1**に示す. 薬剤師は薬剤面からの評価, リハビリテーション職は日常生活動作からの評価を中心に行い, 患者の問題点を整理する. ポリファーマシーの処方見直しプロセスで重要なことは, 医師とリハビリテーション職, 薬剤師の共通の問題点がないかを確認することである. それぞれの問題点が一致した場合には多職種で協議を行い, 処方見直しを行う. また, 院内

にポリファーマシーチームがある場合は病棟担当者がポリファーマシーチームと連携して処方見直しを行う. 処方見直し後は多職種でフォローアップができるように, 処方見直し後の具体的な影響や症状, 注意する時期などを共有することが重要である. 情報共有の場としては, 診療科別のカンファレンスやリハビリテーションカンファレンスが挙げられる. さらに, 医師や薬剤師においては, 病室などでリハビリテーションを行っているタイミングで訪問し, リハビリテーション職と患者,

両方から情報を得る方法も考慮する．双方向からの情報が得ることで，薬物療法・リハビリテーションに関する問題点を抽出できることがある．処方見直しを行う中で，エビデンスはないが患者の希望・こだわりで処方見直しが必要な薬剤を服用している場面に遭遇することがある．その際は，ただ，処方見直しを行うのではなく，患者に寄り添い，患者の考えや気持ちを確認し，処方見直しが必要な背景を患者と医療職が共有したうえで，患者本人による薬物療法に関わる意思決定を支援することが重要である．

4. 医師とリハビリテーション職，薬剤師と連携して行う処方見直しの具体例

＜事例1＞

- **薬剤師視点での問題点整理**：鎮痛薬であるロキソプロフェン（非ステロイド性抗炎症薬；NSAIDs）は腎臓の機能低下や胃炎・消化管出血の原因となるため，疼痛が改善したら中止か頓用対応にしたい．疼痛は改善してきているようだが，実際，日中の疼痛（安静時，運動時）はどうだろうか？
- **リハビリテーション職視点での問題点整理**：リハビリテーション中の痛みは以前に比べて改善してきた．これなら鎮痛薬は必要な時だけでも良さそうだが，鎮痛薬は継続したほうが良いだろうか？
- **共通の問題点**：症状改善後（疼痛の改善）の内服薬継続の必要性．
- **処方見直し**：鎮痛は改善しているため，減量または中止が可能と考えられる．また，減量・中止後の疼痛発現時は頓用薬で対応する．なお，疼痛状況を客観的に評価するため，処方見直し前後の疼痛をNRSなどのスケールを用いて評価する．
- **モニタリング**：疼痛の発現や強さを確認する．頓服薬の使用状況を確認・評価する．

＜事例2＞

- **薬剤師視点での問題点整理**：せん妄や認知症の行動・心理症状（BPSD）に対して使用している抗精神病薬のリスペリドンは薬剤が効いている

時間（半減期）が長く，連日服用した場合は数日間程度かけて薬が蓄積し，効果が強く出ることがある．そのため，傾眠や嚥下機能低下などはないだろうか？　また，せん妄やBPSDが治まっていたら薬剤を減らしたい．

- **リハビリテーション職視点での問題点整理**：リハビリテーション中に傾眠がある．以前より食事の時にむせている傾向がある．
- **共通の問題点**：薬物有害事象の疑い（傾眠，嚥下機能の低下）．
- **処方見直し**：薬剤開始後の時間的経過や薬剤の特徴から薬物有害事象が疑われる．せん妄が改善していれば薬剤を中止する．一方，せん妄やBPSDが続くなら薬剤の見直しを考慮する．
- **モニタリング**：処方見直し後のせん妄やBPSDの発現有無，傾眠，嚥下機能を確認・評価する．

上記のように，リハビリテーション職，薬剤師それぞれの視点からポリファーマシーに関連する問題点を抽出し，医師とともに協議することでポリファーマシー対策が可能となる．そのため，多職種でポリファーマシー対策に取り組むことが重要である．

5. 地域での連携・ケア移行時の注意点

薬剤の適正使用を考えるうえで患者背景を把握することは重要である．そのため，急性期病棟から回復期リハビリテーション病棟や地域包括ケア病棟への転院，自宅に退院する際には，転院先や在宅医療を担う医療機関と情報をつなぐことが必要である．例として，大腿骨骨折などの整形外科領域や脳卒中などの脳血管疾患領域では，急性期病院と転院先の病院間で地域連携パスを用い多職種が連携して，患者状態や薬剤情報を共有することが可能である．そのほかにも職種ごとにサマリーを作成して連携することが重要である．その中で，地域の多職種間で連携しやすいように各職種の担当者名がわかるようにすることも検討する．ケア移行時の情報連携の内容においては，急性期病院でのリハビリテーションの状況，特に疼

痛や傾眠などの情報，リハビリテーション前後の血圧などの情報は，転院先・退院後の医療機関で処方見直しを行ううえで重要であるため，情報共有を行うことが重要である．

まとめ

リハビリテーション職と医師，薬剤師が情報を共有，連携することでポリファーマシー対策を行うことが可能となり質の高いリハビリテーションや薬物療法に寄与することが可能となる．

文　献

1) Kojima T, et al：High risk of adverse drug reactions in elderly patients taking six or more drugs：analysis of inpatient database. *Geriatr Gerontol Int*, **12**：761-762, 2012.
2) Sganga F, et al：Polypharmacy and health outcomes among older adults discharged from hospital：results from the CRIME study. *Geriatr Gerontol Int*, **15**：141-146, 2015.
3) Tachi T, et al：The association between polypharmacy and the efficiency of the functional independence measure in an acute-stage hospital：a retrospective cohort study. *Aging Clin Exp Res*, **33**：983-990, 2021.
   Summary　急性期病棟でリハビリテーションを受けている患者において5種類以上の多剤併用療法を受けている患者は5種類未満の患者に比べて，FIM 効率改善が低かったことが示されており，ポ

4) Kojima T, et al：Polypharmacy as a risk for fall occurrence in geriatric outpatients. *Geriatr Gerontol Int*, **12**：425-430, 2012.
5) 西村文宏ほか：循環器科入院患者における医師と薬剤師の協働による処方適正化の取り組みの成果分析．日老薬会誌，**3**：9-14，2020.
6) 朝居祐貴，落合康平：理学療法士・病棟薬剤師の協働による心電図モニタリングによりイバブラジン長期投与下における無症候性心房細動に早期介入した1例．日病薬師会誌，**59**：1115-1119，2023.
7) 西塚　亨ほか：病棟薬剤師とセラピスト間の連携強化に向けた取り組みと処方適正化の検討．日病薬師会誌，**57**：1073-1079，2021.
8) Suzuki R, et al：Analysis of factors contributing to medication errors during self-management of medication in the rehabilitation ward：a case control study. *BMC Health Serv Res*, **22**：292, 2022.
   Summary　内服薬自己管理患者において，内服薬の種類数や服用回数が多いこと，複数処方などで構成されている場合はメディケーションエラー発生の要因になることが報告されている．
9) 橋本隆男：高齢者の服薬の実態と剤形に対する意識調査．*Ther Res*, **27**：1219-1225，2006.
10) 森田俊博ほか：食品用粘度調整剤と嚥下補助剤の薬物動態への影響．医療薬学，**37**：13-19，2011.
11) 富田　隆ほか：とろみ調整食品が酸化マグネシウム錠の崩壊と溶出に及ぼす影響．*YAKUGAKU ZASSHI*, **135**：835-840，2015.

MB Med Reha **No.309**：**44-49**, 2025

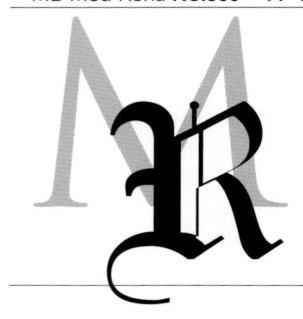

特集／リハビリテーション医療の現場で役に立つポリファーマシーの知識

回復期リハビリテーション病棟における
ポリファーマシー対策

田中絵里子*1　佐野瑞季*2　大日方瞳*3
稲本真弓*4　藤原久登*5

Abstract　ポリファーマシー対策に取り組むためには，国際生活機能分類や高齢者総合機能評価などを用いた総合的な患者評価を行うことが求められているため，入院期間が長く，複数の医療職が配置されている回復期リハビリテーション病棟はポリファーマシー対策が実践しやすい環境と言える．ポリファーマシー対策として対象となる薬剤には，急性期で開始となった薬剤のほか，潜在的不適切処方や抗コリン作用を持つ薬剤，薬剤性老年症候群の原因となる薬剤，処方意図不明薬などが挙げられる．薬剤を減薬する際には，「アセスメント・推論」から始まり，「ゴール設定」「介入」「モニタリング」というPDCAサイクルを繰り返し，退院後の患者の生活機能を考慮した適切な薬物治療に近づける必要がある．PIMsの減薬やポリファーマシーの解消によるリハビリテーションのアウトカム改善の報告があるため，積極的な取り組みが推奨される．

Key words　潜在的不適切処方（potentially inappropriate medications），リハビリテーション薬剤マネジメント（rehabilitation pharmacotherapy management），薬剤性老年症候群（drug-induced geriatric syndrome）

はじめに

　回復期リハビリテーション病棟（以下，回リハ病棟）は在宅復帰を目的に機能回復を目指す病棟だが，一般病棟に比較して高齢かつ機能障害状態の患者が多く，低栄養やサルコペニア，フレイルの比率も高い[1]との報告がある．ポリファーマシーにおける薬物有害事象の発生率は，国内の高齢者では15.4%[2]，フレイル状態であれば33%に達する[3]とも報告されており，回リハ病棟において薬物有害事象の発生頻度は高いと考えられる．

　一方で，回リハ病棟は入院期間が長期となるため，処方を是正しやすい環境である．厚生労働省より公表された「高齢者の医薬品適正使用の指針

各論編（療養環境別）」[4]による処方見直しのプロセスでは，ポリファーマシーに関連する問題を評価する前に，認知機能や身体機能，栄養状態や社会環境などを含めた患者把握を高齢者総合機能評価（comprehensive geriatric assessment；CGA）などを用いて総合的に評価することが求められている．回リハ病棟ではリハビリテーション専門職のほか，社会福祉士や管理栄養士も配置されており，多職種による評価が行いやすい病棟と言える．

　また回復期では作業療法や理学療法など運動処方が主となるため，薬物治療が主体とはなりにくいが，患者のADL変化に伴い薬剤を減らすことが可能な病棟である．

　以下に，ポリファーマシー対象となる薬剤と，

───────────────────────
*1 Eriko TANAKA，〒227-8518 神奈川県横浜市青葉区藤が丘2-1-1　昭和大学藤が丘リハビリテーション病院
*2 Mizuki SANO，同大学藤が丘病院／同大学薬学部病院薬剤学講座，助教
*3 Hitomi OHINATA，同病院／同，助教
*4 Mayumi INAMOTO，同病院／同，助教
*5 Hisato FUJIHARA，同病院，薬剤部長／同，准教授

介入のタイミングについて紹介する.

ポリファーマシー対象となる薬剤

1．急性期で開始した薬剤

　急性期病棟は入院契機となった疾患の治療を行うため，追加の薬物治療が実施されることが多い．在院日数の関係から，一時的なせん妄や不眠に対する治療が途中のまま転院となるケースも存在する．術後に開始された鎮痛薬の必要性や，脳梗塞後の抗血小板薬2剤併用療法を単剤に切り替えるタイミングなども十分に見極める必要がある．また，急性期で食思不振などが生じると，電解質の補充や食欲改善を期待する薬などが追加されることもあるが，これらは患者の状態改善に伴い終了すべき薬剤となる．適切な薬剤終了時期を検討するためには，患者が入院する前の薬物治療と転院時の薬物治療を照らし合わせ，急性期でどのような治療が行われたのか，その意図まで細かく把握する必要がある．

2．潜在的不適切処方(potentially inappropriate medications；PIMs)と抗コリン薬

　PIMsとは，患者の疾患や年齢に対し，潜在的に有害またはリスクが高いとされる薬剤の処方である．PIMsの概念には，薬剤の有効性よりも副作用リスクが高い薬，薬物間相互作用や薬物-疾患相互作用，不要な薬剤の継続処方のほか，効果が期待できない過少投与の治療も含まれる．特に高齢者は薬物代謝や排泄が若年層に比較して低下しているため，薬物有害反応の発現も頻度が高く重篤であり，薬物有害反応に関連して入院する若年者が6.3%であるのに対し，高齢者では10.7%との報告[5]がある．そのため，高齢者に対する治療とその安全性に関する指標として，米国ではBeers基準，欧州ではSTOPP/START，本邦では高齢者のための安全な薬物療法ガイドラインなど，PIMsに関連する様々なガイドラインが発出されている．

　回リハ病棟入院中の高齢脳卒中患者849人を対象とした研究では，ポリファーマシーは入院時に

43.8%に認められ，PIMsも64.8%に認められた．PIMsの使用は自宅退院と負の関係性を示すこと[6]や，高齢サルコペニアと診断された入院患者では退院時における運動ADLおよび筋力と独立して負の関係性を示した報告[7]などがあり，患者アウトカムを悪化させる可能性が示されている．これら薬剤は入院時に有害事象が確認できなくとも，前述のガイドラインなどを参照にスクリーニングを行い，減薬が可能かどうかの検討を行うことが望ましい．たとえば，転倒を契機とした大腿骨骨折を呈した患者が眠剤でベンゾジアゼピン系薬を使用している場合には，転倒リスクの低いオレキシン受容体拮抗薬への切り替えなどを検討する必要がある．また高齢者が術後疼痛でNSAIDsを服用している場合，利尿剤やARB/ACE阻害薬を併用している際には急性腎障害のリスクが高まるため[8]，長期使用が想定されるケースではほかの鎮痛薬を検討することが望ましい．

　PIMsに分類されやすい薬剤として，抗コリン作用を持つ薬剤が挙げられる．抗コリン薬の副作用は口渇，転倒，せん妄，認知機能障害などが知られているが，中でも口渇は咳嗽反射が低下した高齢者にとっては誤嚥性肺炎発症のリスクとなり得る．脳卒中後にリハビリテーションを受けている高齢者を対象に抗コリン活性スケール(Anticholinergic Risk Scale；ARS)を用いて抗コリン活性を評価し，入院中における摂食嚥下機能[9]および誤嚥性肺炎の発症[10]との関連性についての報告がある．その結果，入院中のARSの増加は退院時の摂食嚥下機能と独立して負の関連性を示した．2024年5月には日本版抗コリン薬リスクスケールも発表されている．このようなリストを用いて薬剤の抽出を行い，積極的な減薬や代替案の検討を行うことが，患者の生活の質向上につながると考えられる．

3．リハビリテーションに影響を及ぼす薬剤

　加齢に伴い，ふらつきや記憶障害，せん妄，抑うつ，食欲低下，便秘，排尿障害などは薬剤の投与と関係なく見られる症候であり，リハビリテー

表 1. 薬剤起因性老年症候群と主な原因薬剤

症　候	薬　剤
ふらつき・転倒	降圧薬(特に中枢性降圧薬, α遮断薬, β遮断薬), 睡眠薬, 抗不安薬, 抗うつ薬, てんかん治療薬, 抗精神病薬(フェノチアジン系), パーキンソン病治療薬(抗コリン薬), 抗ヒスタミン薬(H_2受容体拮抗薬含む), メマンチン
記憶障害	降圧薬(中枢性降圧薬, α遮断薬, β遮断薬), 睡眠薬, 抗不安薬(ベンゾジアゼピン), 抗うつ薬(三環系), てんかん治療薬, 抗精神病薬(フェノチアジン系), パーキンソン病治療薬(抗コリン薬), 抗ヒスタミン薬(H_2受容体拮抗薬含む)
せん妄	降圧薬(中枢性降圧薬, β遮断薬), 睡眠薬, 抗不安薬(ベンゾジアゼピン), 抗うつ薬(三環系), パーキンソン病治療薬, (抗コリン薬), 抗ヒスタミン薬(H_2受容体拮抗薬含む), ジギタリス, 抗不整脈薬(リドカイン, メキシレチン), 気管支拡張薬(テオフィリン, ネオフィリン), 副腎皮質ステロイド
抑うつ	降圧薬(中枢性降圧薬, β遮断薬), 抗精神病薬, 抗ヒスタミン薬(H_2受容体拮抗薬含む), 抗甲状腺薬, 副腎皮質ステロイド
食欲低下	非ステロイド性抗炎症薬(NSAIDs), アスピリン, 緩下剤, 抗不安薬, 抗精神病薬, パーキンソン病治療薬(抗コリン薬), 選択的セロトニン再取り込み阻害薬(SSRI), コリンエステラーゼ阻害薬, ビスホスホネート, ビグアナイド
便　秘	睡眠薬・抗不安薬(ベンゾジアゼピン), 抗うつ薬(三環系), 過活動膀胱治療薬(ムスカリン受容体拮抗薬), 腸管鎮痙薬(アトロピン, ブチルスコポラミン), 抗ヒスタミン薬(H_2受容体拮抗薬含む), αグルコシダーゼ阻害薬, 抗精神病薬(フェノチアジン系), パーキンソン病治療薬(抗コリン薬)
排尿障害・尿失禁	睡眠薬・抗不安薬(ベンゾジアゼピン), 抗うつ薬(三環系), 過活動膀胱治療薬(ムスカリン受容体拮抗), 腸管鎮痙薬(アトロピン, ブチルスコポラミン), 抗ヒスタミン薬(H_2受容体拮抗薬含む), 抗精神病薬(フェノチアジン系), トリヘキシフェニジル, α遮断薬, 利尿薬

(文献 11 より引用, 一部改変)

ションの障害となりやすい. これらの症状に対してどのように向き合っていくかも高齢者医療の重要な役割ではあるが, 注意が必要なのは, このような症候群が服用している薬剤の影響で現れている可能性である. ふらつきやせん妄, 抑うつなどの症状が薬剤起因性であった場合には, 薬剤の調整を行うことによりそれらの症状を改善できる可能性がある. 薬剤起因性老年症候群と主な原因薬剤を**表 1** に示す[11].

薬剤と関わりのない老年症候群への対処薬や, リハビリテーションをスムーズに実施するための薬物治療を考慮する一方, 不要な処方カスケードを生み出さないよう, 患者の ADL やリハビリテーションに負の影響を与える事象が発生した際には, 薬剤の見直しを常に心がける必要がある.

4. 処方意図不明薬

高齢者では複数の疾患を有することや老年症候群が重複し, その治療や症状緩和のために多数の薬剤が処方されている. これらは複数の医療機関, 診療科の受診から足し算的に処方が追加さ

れ, かかりつけ医やかかりつけ薬局による一元管理がなされていない場合が存在する. 中には処方された薬剤による有害事象に対し, さらに新規の薬剤で対応を行う悪循環も発生する. こういった処方カスケードを俯瞰的に評価できれば良いが, 原因薬剤が終了しても対症療法の薬剤が漫然と投与されているケースも考えられる. これらの薬剤は PIMs のスクリーニングにも当てはまらず, 処方意図不明薬のまま継続されていることも少なくない. 処方意図不明薬に関しては, 主疾患の治療とは関わりがなく, 退院後のかかりつけ医ではない回リハ病棟の医師が薬剤調整することは容易ではないかもしれないが, 不用意な処方はアドヒアランスの低下や薬剤起因性老年症候群などの原因となる可能性がある. 回リハ病棟は入院期間が長く, かつ様々な医療スタッフが配置されているため, 処方意図不明薬の削除についても取り組むことが可能な病棟と考えられる.

表 2. リハビリテーション医療における薬剤管理で活用するスクリプト

大項目	中項目	小項目	薬剤(データ)	経時的状況
運動	移動・移乗 歩行・階段・車椅子 ベッド・椅子	ふらつき, 転倒, 筋力低下		
	排泄 排便・排尿コントロール	便秘, 下痢, 排尿障害		
	睡眠	不眠症, 過眠症(鎮静)		
認知	コミュニケーション 聴覚・視覚	聴覚障害, 視力障害		
	社会認識, 記憶・社会的交流	記憶障害, せん妄, 抑うつ, 意欲低下		
栄養	摂食障害 嚥下・口腔内・味覚	食欲低下, 嚥下障害 味覚障害		

(文献 12 より引用, 一部改変)

介入のタイミング

1. 入院時

回復期では予後予測が重要であり, リハビリテーションプログラムは疾患の病態, 個別の機能障害, 日常生活動作の障害, 社会生活上の制限などの評価およびその予後予測に基づいて計画することが推奨されている. 薬剤についても同様であり, 入院時より退院後の療養環境を意識した視点を持つことが重要となる. 評価方法としては国際生活機能分類(International Classification of Functioning, Disability and Health ; ICF)や CGA による全人的評価を用いることによって, 退院後の患者の生活機能を考慮した介入を効果的に実施することが可能となる.

急性期で開始された治療をいつまで実施すべきか, 入院契機となる前の処方においても PIMs の抽出や ARS の評価を行い, 必要性の有無について経時的な評価を行うことが望ましい.

また, ポリファーマシー解消においては患者本人の意思も重要となる. ポリファーマシーに陥る原因の1つに, 患者が薬を希望して複数医療機関, 複数診療科, 複数薬局に受診するケースも散見されるため, 正しいリスクについても教育を行う必要がある. 患者の減薬の意向を確認しておくことで, 入院中の薬剤適正使用に関する介入を効果的に行うことが可能となる.

2. 入院中

回リハ病棟は患者の ADL 向上を目的とするため, 入院から退院までの間, 患者の変化に合わせて薬剤の適正使用を考慮する必要がある. また, 各分野の専門職が医療・介護サービスを提供しているため, 各職種の役割を理解したうえで回診・カンファレンス時に薬物の評価を行うことが望ましい. ADL 改善に伴う薬物治療の適正化を行うためには, まずは問題点の抽出と薬物を意識することが重要であり, アセスメント・推論を適切に行うことが重要となる. アセスメントの実施には, 表 2 のスクリプトを活用することなどが推奨されている. 手順として大項目である運動を例にとると, 移動・移乗, 排泄, 睡眠の中項目を検討後, 小項目に移る. たとえば, 歩行に対してふらつきなどが認められれば, その原因となり得る薬剤を記載し, いつから服用していたかを経時的状況に記載する. このようなスクリプトを作成することで, 患者の生活環境に配慮した薬剤マネジメントを行いやすくなる. 減薬や休薬が難しい場合でも, IADL や QOL が薬剤性によって低下していることをチームとして共有することは重要である. 最終的には, どこまでを実践するか「ゴール設

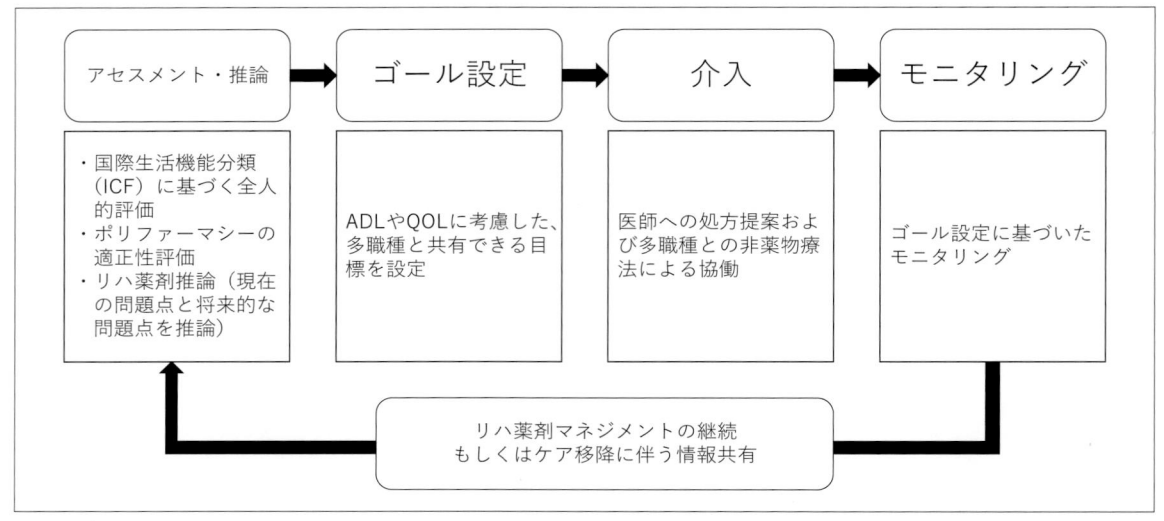

図 1. リハビリテーション医療における薬剤管理マネジメントの概念図

（文献 12 より引用）

定」を行い，「介入」「モニタリング」という過程をたどる．これらのマネジメントはPDCAサイクルと処方見直しのプロセスを併せて，4段階で構成される[12]（**図1**）．この評価は繰り返し実施することにより，減薬後の薬剤に対する中止後の状態変化や症状増悪の有無についてもフォローが可能となる．

3．退院時

回リハ病棟退院時には患者および家族に対して，服薬の重要性や適切な服薬管理について説明を行うとともに，地域医療との連携が重要となる．退院後の生活環境の整備やリハビリテーション計画，医療ケアの手配とともに，薬剤関連の情報提供として，入院中に変更された処方に関する情報，変更した理由や変更が行われた期間，処方の継続期間などを共有することが望ましい．入院中に薬物有害事象やPIMsおよびポリファーマシーに対する対応や評価を行い処方変更を実施しても，退院後にその意図が十分に共有されなければ，かかりつけ医が不要な薬剤を再開してしまう可能性がある．このような事象を防ぐためにも，急性期での治療を含め，詳細な情報提供が必要となる．また，入院中に実施できなかった処方見直し案とその理由などについても記載すると，院外

の医療・介護従事者に対する適切な薬物治療の支援につながる．

おわりに

多くの薬物有害事象は非常に複雑で，薬歴の詳細が不明な場合や，因果関係を評価できないなど様々な問題から，薬物有害事象の臨床医からの報告が過小であることが示されている[13]．ポリファーマシーに陥る原因も様々な理由が存在するため，減薬を一律に行うことは難しく，処方内容だけでなく服薬支援や生活環境の調整などを考慮して総合的に処方を見直す必要がある．安易な減薬にはリスクが伴う一方で，ポリファーマシー解消が運動 ADL 改善や自宅退院率向上との関連性も認められており，リハビリテーションのアウトカムを改善することが報告されている[14]．

回リハ病棟では様々な医療職種が連携を行っているが，薬剤師は配置基準に含まれていない．そのため最低限の薬剤師業務しか取り組めていない施設が多い[14]が，薬剤師が積極的に介入し減薬に取り組むことで ADL 改善に寄与できたとの報告[15]もある．比較的長期の入院期間が特徴である回リハ病棟はポリファーマシー対策に取り組みやすい環境であるため，薬剤師との連携を強化し，積極

的な減薬が実施されることが期待される.

文 献

1) 西岡心大ほか:本邦回復期リハビリテーション病棟入棟患者における栄養障害の実態と高齢脳卒中患者における転帰,ADL 帰結との関連. 日静脈経腸栄会誌. **30**(5):1145-1151,2015.

2) Kojima T, et al:Risk factors for adverse drug reactions in older inpatients of geriatric wards at admission:multicenter study. *Geriatr Gerontol Int*, **20**(2):144-149, 2020.

3) Hanlon JT, et al:Incidence and predictors of all and preventable adverse drug reactions in frail elderly persons after hospital stay. *J Gerontol A Biol Sci Med Sci*, **61**(5):511-515, 2006.

4) 厚生労働省:高齢者の医薬品適正使用の指針 各論編(療養環境別).
〔https://www.mhlw.go.jp/content/11120000/000568037.pdf〕
Summary 高齢者における適切な薬剤を推進するために策定されたガイドラインであり,正しい薬物療法を行うための具体的指針.

5) Kongkaew C, et al:Hospital admissions associated with adverse drug reactions:a systematic review of prospective observational studies. *Ann Pharmacother*, **42**(7):1017-1025, 2008.

6) Matsumoto A, et al:Polypharmacy and potentially inappropriate medications in stroke rehabilitation:prevalence and association with outcomes. *Int J Clin Pharm*, **44**:749-761, 2022.

7) Matsumoto A, et al:Potentially inappropriate medications are negatively associated with functional recovery in patients with sarcopenia after stroke. *Aging Clin Exp Res*, **34**:2845-2855, 2022.

8) 國津侑貴ほか:「Triple Whammy」(レニン・アンジオテンシン系阻害薬,利尿薬,非ステロイド性抗炎症薬の3剤併用)による腎機能への慢性的な影響. *YAKUGAKU ZASSHI*, **139**:1457-1462, 2019.

9) Kose E, et al:Anticholinergic load is associated with swallowing dysfunction in convalescent older patients after a stroke. *Nutrients*, **14**:2121, 2022.

10) Kose E, et al:Assessment of aspiration pneumonia using the Anticholinergic Risk Scale. *Geriatr Gerontol Int*, **18**(8):1230-1235, 2018.

11) 厚生労働省:高齢者の医薬品適正使用の指針(総論編).
〔https://www.mhlw.go.jp/content/11121000/kourei-tekisei_web.pdf〕
Summary 高齢者における多剤併用リスクを軽減し,医薬品の適正使用を支援する指針.

12) 中道真理子ほか:リハ薬剤マネジメント,南山堂,2021.

13) Kose E, et al:Association between deprescribing from polypharmacy and functional recovery and home discharge among older patients with sarcopenia after stroke. *Nutrition*, **111**:112040, 2023.
Summary 回リハ病棟においてポリファーマシーの改善は運動 ADL 改善および自宅退院と正の関連性が示された.

14) 藤原久登ほか:回復期リハビリテーション病棟と一般病棟の病棟薬剤業務の比較—回復期リハビリテーション病棟業務の特徴—. 日病薬師会誌,**49**(9):975-980,2013.

15) Kose E, et al:Association of Pharmacist-led Deprescribing Intervention with the Functional Recovery in Convalescent Setting. *Pharmazie*, **77**:165-170, 2022.

MB Med Reha **No.309**：50-57, 2025

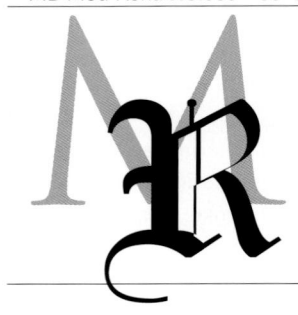

地域包括ケア病棟における
ポリファーマシー対策

篠永　浩*

Abstract　地域包括ケア病棟におけるポリファーマシー対策は高齢者の ADL や QOL 向上および在宅復帰に対する有効な介入手法の１つとなり得る．回復期リハビリテーション病棟における入院目的は機能回復であるが，地域包括ケア病棟の入院目的は自宅復帰という点にある．特にサブアキュート機能において求められている在宅復帰を意識した対策を実施する際には，入院早期から院内外の多職種と情報共有を行い，退院後を見据えた薬物療法の適正化および再入院を防ぐための継続可能なポリファーマシー対策を実施する必要がある．薬剤師の人員配置などの診療報酬上の課題は存在するが，病床機能の特徴を発揮し，積極的なポリファーマシー対策を実践するためにも薬剤師の病棟配置が望まれる．

Key words　サブアキュート機能(sub-acute function)，在宅復帰(returning home)，多職種協働(multidisciplinary cooperation)，抗コリン作用薬(anticholinergic drug)

はじめに

　加速度的な高齢化を迎えている我が国において，地域包括ケアシステムの拡充対策が進められている．2014 年に地域包括ケア病棟(以下，地ケア病棟)が新設されてから，現在全国に 9 万床を超える病床数があり，地域医療構想では今後更なる病床数の増加が期待されている．地ケア病棟の役割について簡潔に表現すれば「在宅と病院を円滑につなぐ場所」であり，フレイル高齢者や障害者の日常生活動作(ADL)や生活の質(QOL)を向上させ，「ときどき入院，ほぼ在宅」[1]を実現することが求められている．こうした地ケア病棟におけるポリファーマシー対策は高齢者の ADL や QOL 向上および在宅復帰に対する有効な介入手法の１つとなり得ると考えるが，地ケア病棟の特徴を理解したうえでの実践が求められる．

　本稿では，地ケア病棟の特徴を踏まえたポリファーマシー対策の流れやポイントを中心に注意すべき薬剤についても解説を行う．

地域包括ケア病棟の特徴[2]

　地ケア病棟は，在宅において療養を行っている患者ならびに急性期治療を経過した患者などの受け入れおよび患者の在宅復帰支援などを行う機能を有し，地域包括ケアシステムを支える役割を担う病棟と定義されている[3]．入院期間は最大 60 日で，対象となる疾患に縛りはなく，期間内に自宅復帰を目指すことが入院の前提となる．リハビリテーションについては入院中に提供する患者に対して 1 日平均 2 単位＝40 分の実施が求められる．地ケア病棟では下記に示す 3 つの役割が求められる．

① サブアキュート機能：在宅で療養を行っている患者などの受け入れ

② ポストアキュート機能：急性期治療を経過した

* Hiroshi SHINONAGA，〒769-1695 香川県観音寺市豊浜町姫浜 708 番地　三豊総合病院薬剤部，副薬剤部長

患者の受け入れ

③ 在宅復帰支援機能

① では肺炎，腸炎，尿路感染，圧迫骨折，脱水などや日常生活圏域単位の救急搬送を含む軽・中等症の急性疾患への対応が求められ，② では繰り返す慢性心不全の急性増悪や脳卒中，誤嚥性肺炎，がんや大腿骨近位部骨折等の手術などの急性期治療を経過して落ち着いた状態の患者への対応が求められる．③ では院内の地域連携室や入退院支援室と連携し，入退院支援／調整などを行い，地域内の地域包括支援センターや居宅介護支援事業所と連携して円滑に在宅医療・介護事業へとつなぐことが求められる．

地ケア病棟においてポリファーマシー対策を進めるうえで知っておくべき情報として，地ケア病棟の施設基準では看護師，セラピスト（理学療法士，作業療法士，言語聴覚士）などの医療従事者の記載はあるが，「薬剤師」は明記されていないことが挙げられる．また，地ケア病棟の入院料には薬剤料や薬剤管理指導料，病棟薬剤業務実施加算などが包括化されており，病棟業務に必要な薬剤師を配置することが難しい状況にある．しかし，地ケア病棟においても薬剤総合評価調整加算の算定は認められており，患者の自宅復帰を目的とした上記の異なる3つの機能を十分に発揮するためにも，積極的な病棟配置による薬剤師の貢献が望まれている．

回復期リハビリテーション病棟と地域包括ケア病棟の違い[3]

どちらも在宅復帰支援を目的とした病棟であるという点は共通しているが，その違いは回復期リハビリテーション病棟（以下，回リハ病棟）の入院目的は機能回復であり，地ケア病棟の入院目的は自宅復帰という点にある．回リハ病棟では脳血管疾患や大腿骨頚部骨折などの整形外科疾患，廃用症候群，急性心筋梗塞などの心大血管疾患といった特定の機能回復が望める疾患に対し，最大180日という期間で集中的なリハビリテーションにより

最大限の機能回復を果たすことが目的となる．そのためポリファーマシー対策についても急性期からの治療継続の可否や漫然投与されている薬剤の継続可否についての検討を行いながら，機能回復に主眼を置いた処方見直しが重要となる．

一方，地ケア病棟では対象となる疾患に制限はなく，最大60日という期間で軽・中等症の急性疾患への対応が求められる急性期機能（サブアキュート）に加え，回復期機能（ポストアキュート），在宅復帰支援機能という異なる機能を活かすことで，様々な状態に応じた自宅復帰支援を行うことが目的となる．回リハ病棟とリハビリテーションの内容を比較すると，配置が必要なセラピスト数は少なく，限られた資源の中でより効果的な介入が必要となる．そのためポリファーマシー対策についても入院時から院内外の多職種と情報共有を行い，退院後を見据えた薬物療法の適正化を早期から行うことで，ADL および在宅復帰率向上に向けた薬学的介入が求められる．

地域包括ケアでのサブアキュート機能に焦点を当てたポリファーマシー対策の流れ

本稿では，回リハ病棟でのポリファーマシー対策と異なる点となるサブアキュート機能に焦点を当てたポリファーマシー対策について示す．

1．患者情報の収集

在宅療養中の患者が入院する際には薬剤関連情報が不足する場合も多いため，不明な点があれば処方医療機関やかかりつけ薬局に問い合わせを行う．その際には，服用中の薬剤に関する情報のみならず現病歴，既往歴，アレルギー歴，副作用歴，服用状況などの情報取得も有用である．ポリファーマシー対策は多職種で行うことで多角的な介入が可能となるため，こうした情報は診療録などに記載することで情報共有を行う．

入院時には速やかに患者および患者家族と面談し，持参薬の確認を行うが，退院後を見据えた在宅環境での薬剤管理状況やかかりつけ薬局の有無などを把握しておく．また，あらかじめ持参薬評

価のためのフォーマットを作成しておくことで，漫然投与されている薬剤や潜在的に不適切な処方（potentially inappropriate medications；PIMs），多剤併用によるポリファーマシー状態についても効率的にスクリーニングを行うことが可能となる．在宅療養中の身体機能の悪化により相対的に過量になった薬剤の調整を必要とする事例が多いことにも注意する．処方エラーは入院中よりも入院時に70％（OR 1.70；95% CI 1.61〜1.80）発生しやすいとの報告もあり[4)5)]，入退院時の対応が重要である．PIMs を検出するツールとしてはほかに「高齢者の安全な薬物療法ガイドライン 2015」[6)]や「Beers criteria®」などを参照されたい[7)]．回リハ病棟に入院する患者は平均7種類以上の薬剤を服用しており，NSAIDs や催眠鎮静薬・抗不安薬，利尿薬などの PIMs に関して使用頻度が高いことに注意する[8)]．また，地ケア病棟では一般病棟に比べ薬剤師の人員確保や配置が難しい状況にあるが，持参薬鑑別については実施している施設が多く[9)]，適正なポリファーマシー対策を進めるためにも入院時の薬剤師の関わりは重要なポイントとなることを意識されたい．

面談時の聴取事項としては前述した取得すべき薬剤関連情報のほかに，未持参薬や一般薬の服用歴と服用状況，自宅などでの薬剤管理状況，かかりつけ薬局の有無などが挙げられるが，同時に服用薬に関する処方意図や理解度，意向（例：減薬希望）を確認しておくことで入院中の薬剤適正使用に関する介入を効果的に行うことが可能となる．また，そのほかの患者情報（検査値やバイタルサイン，身体機能，認知機能，栄養状態，生活背景など）を各専門職種から情報収集することで，多面的に評価する．評価方法としては国際生活機能分類（International Classification of Functioning, Disability and Health；ICF）や高齢者総合機能評価（comprehensive geriatric assessment；CGA）による全人的評価を用いることにより，退院後の患者の生活機能（心身機能・活動・参加）を考慮した介入を効果的に実施することが可能となる．

2．処方見直し

ポリファーマシー介入対象患者のスクリーニングを行う際には，抽出項目について服用薬剤数や前述した PIMs リスト該当薬剤など，自施設で対応可能な範囲の基準を用いる[10)]．高齢者では薬剤起因性の老年症候群（ふらつき・転倒，抑うつ，せん妄，食欲低下，便秘，排尿障害などの症状）が生じることも知られており，高齢者に対し漫然とした薬物治療を継続することはリスクを伴うという認識が必要である．また，地ケア病棟に入院される高齢者では副作用の初期症状の訴えが少ない症例や，初期症状を捉えることが困難な症例，さらに原疾患やその合併症の症状と副作用の症状が判別しにくいケースがあるため注意を要する．

こうした処方見直しの検討については薬剤師単独の画一的な視点ではなく，医師・看護師などの多職種と協働することが重要である．

多職種での情報共有についてはポリファーマシー対策に特化したものだけでなく，既存の医療チームによるカンファレンスや病棟カンファレンスも活用可能であり，薬剤師を含めた人員の制約などがある場合は，可能な範囲の多職種で協議を行い，その内容や留意点を診療録などで情報共有する．特に，リハビリテーションの状況や栄養状態，ADL の改善状況に関する情報共有は重要となる．また，地ケア病棟入院患者は服薬管理能力が低下していることも多く，退院後の患者の環境について，よく見極める必要がある．施設退院であればどの程度サポートを行ってもらえるのか，自宅退院であれば，家族などの介助者に服薬管理の協力が得られるか，自宅退院の際に独居であれば服薬自己管理が必要となるが，必要に応じて訪問看護などの社会的資源の導入が必要かなど，服薬管理のゴール設定を考えた対策も必要となる．

検討内容については患者および家族の理解・同意を得たうえで，処方見直しを行う．その後のモニタリングについては情報を多職種で共有し，服用状況や中止後の病状などの経過を慎重に観察することで定期的な評価を行う．服薬管理に関する

生活機能を評価する際には，薬剤師と比較して看護師やセラピストは患者と接する時間が多いため，正確に管理可能か，薬剤は適切に保管されているか，薬包やPTPシートを開封するための巧緻性が保たれているのかなど，具体的な項目の評価を多職種で実施することも重要である.

サブアキュート機能において求められるポリファーマシー対策のポイントは常に在宅復帰を意識すること，また，再入院を防ぐための継続可能な処方見直しを実施することにある. 退院後の環境を考慮し，認知機能や嚥下機能の低下を考慮した薬剤数や用法の整理[11]，適切な薬剤管理方法の導入，服用しやすい剤形への見直しなど継続可能な環境を入院中に整えておくことが重要である.

3. 退院に向けての対応

退院時の処方内容の説明や指導に加えて，入院時の処方内容の変化など途中経過を踏まえて丁寧な説明を行うことで，患者および家族が処方内容を理解し，適切な服薬管理が行えるように対応する. 患者や家族の同意が十分に得られていない場合，退院後の服薬アドヒアランス低下や自己調整などによる病態の悪化，身体機能の低下などが生じる可能性があることに注意する. 薬剤起因性の再入院を防止するためにも，退院時の指導は重要となる. また，ポリファーマシー対策実施後の経過を多職種で共有し，服用状況や中止後の病状などについて確実に評価しておく必要がある. 施設などへ退院される場合には金銭的な面で薬剤の使用に制限が生じる場合もあることに注意する.

在院期間中に処方見直しが行えない場合は，かかりつけの医療機関などに対して処方見直し案とその理由を記載し，処方見直しの検討を依頼する. 退院時の医療従事者への情報提供に関しては，お薬手帳や薬剤管理サマリー[12]を活用することが有用であり，特に薬剤管理サマリーには追加，変更，中止などの処方見直しの状況や理由を詳細に記載することが可能である. 日本病院薬剤師会が発出している薬剤管理サマリー（令和5年度改訂版）（**図1**）を活用することも有用である. 処方見直しの内容や退院後の薬剤治療に関する情報（現在使用している薬剤の投与期間など）も含めて記載することで，漫然投与を未然に防ぎ，継続的な薬学的支援を実施する.

こうした情報提供は，かかりつけ医師および薬剤師のみならず，必要に応じて退院後の患者の生活の場で服薬支援のキーパーソンとなる医療・介護従事者（ケアマネージャーや医療ソーシャルワーカー，看護師，セラピスト，管理栄養士など）に対しても行う. 情報共有の場として退院前カンファレンスへの参加も有効であるが，病院薬剤師はカンファレンスへの参加のみではなく，かかりつけ薬局などの退院後の支援に関わる医療従事者の参加を促す役割を果たすことが望ましい[13]. こうした働きかけは地域の薬局と地域連携室との連携強化につながり，円滑な入退院支援をより促進すると考えられる. また，こうした情報にはCGAやICFなどで評価した患者の生活機能や退院後の生活環境に関する情報も含めることが望ましい. 特に退院後，生活機能の維持・向上，QOL向上のために外来・通所・訪問リハビリテーションを利用される場合には，PIMsなどの機能回復に影響を及ぼす薬剤に関する情報をリハビリテーション担当者およびケアマネジャーと共有しておくことも重要である.

地域包括ケア病棟でのポリファーマシー対策の際に特に注意を要する薬剤（抗コリン作用を有する薬剤）

地ケア病棟でのポリファーマシー対策を検討する際に，特に注意を要する薬剤の1つが抗コリン作用を有する薬剤（以下，抗コリン薬）である. 抗コリン薬は中枢神経系へ作用し，有害事象として認知機能障害や嚥下機能障害を引き起こすことが知られている. 地域在住高齢者の23%，老人ホーム入居者の60%が抗コリン薬を服用しているとの報告もあり[14]，ポリファーマシー介入の際には常に意識しておく必要がある. 抗コリン作用性の有害事象を表す指標（Anticholinergic risk scale；

薬 剤 管 理 サ マ リ ー

作成日 ☐

☐ 御中

下記患者様の入院中の薬学的管理・支援等について共有させていただきますので引き続き支援の程お願いいたします。

基本情報

| 氏名 | | 性別 | | 生年月日 | | 年齢(歳) | |

身長(cm) ☐ 体重(kg) ☐ 体表面積BSA(m²)〔Du Bois式〕 ☐
入院日 ☐ 退院日(予定日) ☐ 入院期間 ☐ 日
入院時の病棟 ☐ 退院時の病棟 ☐ 主治医 ☐ 診療科 ☐

今回の入院の目的・病名等

入院時情報（薬学的総合評価）

服薬管理状況 ☐ 自己管理 ☐ 看護師管理 ☐ 介助者(家人等含む) 管理 ☐ その他
調剤方法 ☐ PTP等 ☐ 一包化 ☐ 簡易懸濁 ☐ 粉砕 ☐ その他
投与経路 ☐ 経口 ☐ 経管
認知機能低下の有無 ☐ 無 ☐ 有 指標としたツール
アドヒアランス状況 ☐ 良好 ☐ 多少問題あり ☐ 不良 ☐ その他
副作用・アレルギー歴

お薬情報ツールの確認 お薬手帳 薬剤管理サマリー その他

検査情報

腎機能 （測定日） SCr(mg/dL) Ccr(CG式:mL/min)
その他特筆すべき検査情報 標準化eGFR(mL/min/1.73m²) 個別化eGFR(mL/min)

持参薬情報

施設	医薬品名	剤	処方医療機関	A 1日量	用法	B 入院後転帰	転帰の理由等	C 転倒リスク	高齢者リスク

入院中の経過

日付	経過区分	医薬品名	経過の理由等

図 1. 日本病院薬剤師会：薬剤管理サマリー（令和 5 年度改訂版）

（文献 12 より引用）

ARS)[15]では作用の強さをスコア化しており，個々の抗コリン作用が弱くても，複数の薬剤を使用することにより蓄積された点数が高くなり記銘力低下や注意障害を誘発することが知られている．日本版の抗コリン薬リスクスケール[16]も発出されており，ポリファーマシー対策への活用が望まれる．高齢者における PIMs の使用は入院後に増加する傾向があり[17]，特に入院中に抗精神病薬，抗うつ薬，第一世代抗ヒスタミン薬などの抗コリン薬が頻繁に投与される回リハ病棟ではその傾向が強く，抗コリン薬は ADL 回復と独立した負の相関を示したとの報告がある[18]．抗コリン作

入院中の薬学的管理・支援に関する経過等

退院時処方		剤	服薬しない残薬の有無 □無 □有 → 有の場合の対応			

医薬品名	1日量	用法	日数	特記事項

◆ 提供した本文書以外のお薬情報　□ お薬手帳　□ 手帳シール(未持参のため)　□ 薬剤情報提供書　□ その他

薬剤総合評価調整加算		対象薬	
薬剤調整加算		対象薬	

退院後の薬学的管理・支援のフォローアップ依頼内容等

□ 処方変更に伴う継続評価　□ アドヒアランスの改善　□ 投与方法　□ ポリファーマシー対策　□ 効果判定及び副作用モニタリング
□ 認知機能　□ 身体機能　□ 生活環境　□ その他

以上、ご不明な点がございましたら下記までご連絡ください。

| | 病院 | 住所・電話番号・emailアドレスなど | 担当薬剤師 | |

図1のつづき. 日本病院薬剤師会：薬剤管理サマリー（令和5年度改訂版）

（文献12より引用）

用を有する抗精神病薬や制吐剤にはドパミン D_2 受容体遮断作用があり，錐体外路性の副作用を起こしやすいことにも注意が必要である[19]．回リハ病棟の高齢者を対象とした研究では，PIMs の使用が退院時の栄養不良リスクと相関しており，第一世代抗ヒスタミン薬，抗精神病薬，ベンゾジアゼピン系薬，プロトンポンプ阻害薬，NSAIDs の使用は入院から退院まで有意に増加したとの報告がある[20]．食思不振と関連する PIMs については「消化管粘膜損傷を誘発する薬剤：NSAIDs，コルチコステロイド，ビスフォスフォネート製剤，カリウム製剤など」，「悪心・嘔吐を誘発する薬剤：オピオイド，抗がん剤，ジギタリス製剤など」，「味覚障害を引き起こす薬剤：降圧剤，消化性潰瘍薬，抗うつ薬，抗生物質，抗がん剤など」が挙げら

れるため，こちらについても注意が必要である[21]．また，抗コリン薬は口渇を誘発するため，咳嗽反射が低下した高齢者では嚥下障害を引き起こす可能性があり，その結果，低栄養が進行すると筋肉量および嚥下に関連する筋力が低下し，さらに嚥下機能が低下するという悪循環に陥るリスクがある．脳卒中高齢者では，抗コリン薬の増加が嚥下機能障害と関連していたとの報告[22]や，回復期高齢者の栄養不良のリスクを増大させる[23]との報告がある．

さいごに

地ケア病棟におけるポリファーマシー対策は高齢者の ADL や QOL 向上および在宅復帰に対する有効な介入手法の1つとなり得る．特にサブア

キュート機能において求められている在宅復帰を意識した対策を実施する際には，入院早期から院内外の多職種と情報共有を行い，退院後を見据えた薬物療法の適正化および再入院を防ぐための継続可能なポリファーマシー対策を実施する必要がある．薬剤師の人員配置などの診療報酬上の課題は存在するが，病床機能の特徴を発揮し，積極的なポリファーマシー対策を実践するために薬剤師の病棟配置による貢献が望まれる．

文　献

1) （社）地域包括ケア病棟協会：地域包括ケア病棟の病棟機能と地域包括ケア病棟を有する病院の病院機能．2018.
〔http://chiiki-hp.jp〕（閲覧日 2024 年 9 月）

2) 日本病院薬剤師会　令和 5 年度学術第 5 小委員会編，回復期病棟における薬剤師のためのかかわり方ガイド．令和 6 年 2 月 1 日．
〔https://www.jshp.or.jp/activity/guideline/20240201-1.pdf〕（閲覧日 2024 年 9 月）
Summary 回復期病棟での薬剤業務について詳細な解説をしたガイド．

3) 地域包括ケア病棟協会：地域包括ケア病棟の病棟機能，地域包括ケア病棟を有する病院の病院機能，Person Flow Management（PerFM）＜第 3 版＞．平成 29 年 11 月 17 日．
〔https://chiiki-hp.jp/gaiyou/52/〕（閲覧日 2023 年 9 月）

4) Ashcroft DM, et al：Prevalence, nature, severity and risk factors for prescribing errors in hospital inpatients：prospective study in 20 UK hospitals. *Drug Saf*, 38(9)：833-843, 2015.

5) Dornan T, et al：An in-depth investigation into causes of prescribing errors by foundation trainees in relation to their medical education—EQUIP study. 2009.
〔http://www.gmc-uk.org/FINAL_Report_prevalence_and_causes_of_prescribing_errors.pdf_28935150.pdf.〕（閲覧日 2015 年 12 月）

6) 日本老年医学会：高齢者の安全な薬物療法ガイドライン 2015，メジカルビュー社，2015.

7) American Geriatrics Society 2023 Beers Criteria Update Expert Panel：American Geriatrics Society 2023 updated AGS Beers Criteria® for potentially inappropriate medication use in older adults. *J Am Geriatr Soc*, 1-30, 2023.

8) 厚生労働省　第 10 回高齢者医薬品適正使用検討会：高齢者の療養環境別の多剤服用の実態調査，2019 年 4 月 24 日．
〔https://www.mhlw.go.jp/content/11121000/000504090.pdf〕（閲覧日 2023 年 9 月）

9) 藤原久登ほか：回復期リハビリテーション病棟と一般病棟の病棟薬剤業務の比較—回復期リハビリテーション病棟業務の特徴—．日病薬誌，49(9)：(975-980)，2013.

10) 厚生労働省：病院における高齢者のポリファーマシー対策の始め方と進め方，2021.
〔https://www.mhlw.go.jp/content/11120000/000763323.pdf〕（閲覧日 2023 年 9 月）
Summary 病院におけるポリファーマシー対策を進めるための業務手順書．これから対策を始める病院，既に対策を実施している病院どちらのケースでも使用可．

11) 日本老年薬学会：高齢者施設の服薬簡素化提言．令和 6 年 5 月．
〔https://www.jsgp.or.jp/wp/wp-content/uploads/2024/05/jsgp-fukuyakukannsoka.pdf〕（閲覧日 2024 年 9 月）

12) 日本病院薬剤師会　療養病床委員会：薬剤管理サマリー（令和 5 年度改訂版）の発出について．令和 5 年 10 月．
〔https://www.jshp.or.jp/activity/guideline/20231012-1-2.pdf〕（閲覧日 2024 年 9 月）

13) 岸本　真ほか：地域包括ケア病棟または回復期リハビリテーション病棟の病院薬剤師と薬局薬剤師の医療連携における現状と課題．日病院薬師会誌，59(6)：643-650，2023.

14) Blazer DG, et al：The risk of anticholinergic toxicity in the elderly：a study of prescribing practices in two populations. *Gerontol*, 38(1)：31-35, 1983.

15) Rudolph JL, et al：The anticholinergic risk scale and anticholinergic adverse effects in older persons. *Arch Intern Med*, 168(5)：508-513, 2008.

16) 日本老年薬学会：日本版抗コリン薬リスクスケール．令和 6 年 5 月．
〔https://www.jsgp.or.jp/wp/wp-content/uploads/2024/05/anticholinergic-risk-scale.pdf〕（閲覧日 2024 年 9 月）

17) Pérez T, et al：Prevalence of potentially inappropriate prescribing in older people in primary

care and its association with hospital admission: longitudinal study. *BMJ*, **363**: k4524, 2018.

18) Kose E, et al: Role of potentially inappropriate medication use in rehabilitation outcomes for geriatric patients after strokes. *Geriatr Gerontol Int*, **18**(2): 321-328, 2018.

19) Wada H, et al: Risk factors of aspiration pneumonia in Alzheimer's disease patients. *Gerontology*, **47**(5): 271-276, 2001.

20) Kose E, et al: Change in number of potentially inappropriate medications impacts on the nutritional status in a convalescent rehabilitation setting. *Geriatr Gerontol Int*, **19**(1): 44-50, 2019.

21) Varma RN: Risk for drug-induced malnutrition is unchecked in elderly patients in nursing homes. *J Am Diet Assoc*, **94**(2): 192-194, 1994.

22) Sun GQ, et al: Benzodiazepines or related drugs and risk of pneumonia: A systematic review and meta-analysis. Int *J Geriatr Psychiatry*, **34**(4): 513-521, 2019.

23) Kose E, et al: Anticholinergic Load and Nutritional Status in Older Individuals. *J Nutr Health Aging*, **24**(1): 20-27, 2020.

MB Med Reha **No.309**：**58–65**, 2025

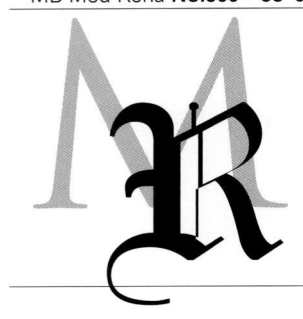

特集／リハビリテーション医療の現場で役に立つポリファーマシーの知識

ケアミックス型病院における
ポリファーマシー対策

澁田憲一[*1]　中山　尚[*2]　藤原賀容子[*3]

Abstract 高齢者の人口増加に伴い，地域包括ケアシステムの深化・推進や医療 DX を含めた医療機能の分化・強化，連携の推進が加速度的に進み，後期高齢者の救急搬送の増加など，入院患者の疾患や状態の変化を踏まえて，効果的・効率的な医療提供体制の整備が求められている[1]，医療機能（病床機能）に応じた総合的かつ継続的なポリファーマシー対策を実施することが重要である．様々な病床期がある中，ケアミックス型病院は，同一施設内に急性期，回復期，慢性期など，様々な医療機能を有しており，入院中の患者状態が治療期，回復期，維持期など目まぐるしく変化することを鑑みれば，入院前，退院後はもとより，施設内における病期に応じたケア移行[2)3)]に対し，薬物療法における患者情報の確実な提供・共有を多職種協働で行うことが継続的なポリファーマシー対策につながる．薬剤師はポリファーマシーに関する対策チームの中心として多職種と連携しながら，患者の病期や背景に応じたシームレスなポリファーマシー対策を入院早期から積極的に取り組んでいくことが求められる．

Key words ケアミックス（care mix），ケア移行（transition of care），ポリファーマシー（poly-pharmacy），多職種協働（multidisciplinary cooperation）

はじめに

厚生労働省ではケアミックス型病院の定義は「一般病床と療養型病床または精神病床の混合型の病院」としているが，地域医療構想および病床機能報告制度が開始されて以降，病床機能の議論が進んでおり，「急性期機能に加え，回復期機能や慢性期機能を有し，複数の病床機能に対応している病院」といった考えが一般的である[4]．

また近年，高齢化と医療技術の高度化に伴い，疾病は慢性化・複雑化の一途をたどっており，これに対応すべく医療・保険・介護職の分業化も進み，そのケア内容の細分化が進んでいる[2]．そのため患者は急性期病棟，回復期リハビリテーショ

ン病棟（以下，回リハ病棟），地域包括ケア病棟（以下，地ケア病棟），療養病棟，自宅（在宅医療），居住系施設など様々な場を移動することが多くなった[2)4)]．

2000 年以降，ケア移行に関する様々な研究が行われ，ケア移行に伴い様々な望ましくない患者アウトカムが生じることが明らかになっている[5)~9)]が，ケアミックス型病院は院内に複数の病床機能を有していることから，院内外かかわらずケア移行に伴う望ましくないアウトカムが発生しやすい状況にあると考えられる．

さらに，ケアミックス型病院は地域の 200 床未満の中小かつ民間病院であることが多く，働き手が地域に不足していることによる人的課題があり，限られたマンパワーの中で求められる役割を

[*1] Kenichi SHIBUTA, 〒 596-0044 大阪府岸和田市西之内町 3-1　医療法人良秀会藤井病院／医療法人良秀会法人事業本部
[*2] Sho NAKAYAMA, 同
[*3] Kayoko FUJIWARA, 同

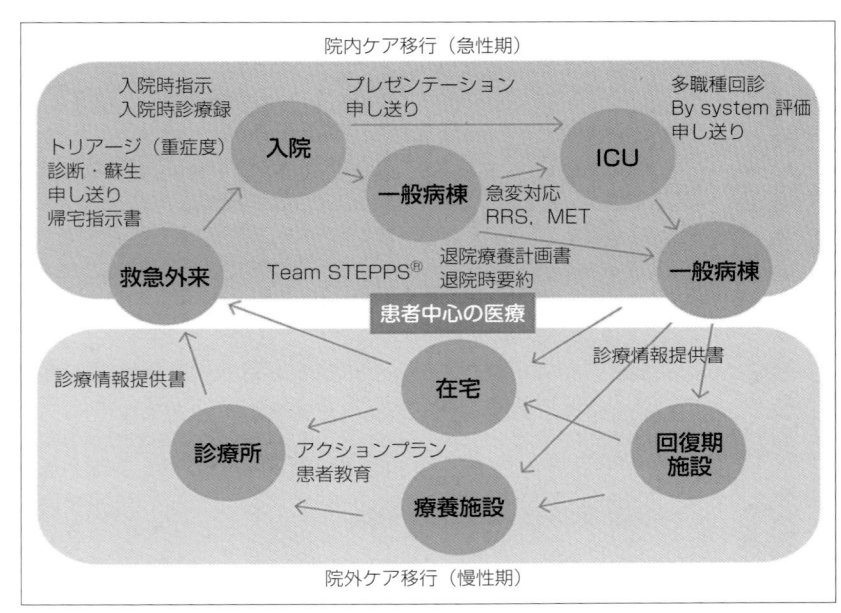

院内ケア移行（急性期）

トリアージ（重症度）
診断・蘇生
申し送り
帰宅指示書

入院時指示
入院時診療録

入院

プレゼンテーション
申し送り

一般病棟　急変対応
RRS, MET

ICU

多職種回診
By system 評価
申し送り

救急外来　Team STEPPS®

退院療養計画書
退院時要約

一般病棟

患者中心の医療

診療情報提供書

在宅

診療情報提供書

診療所　アクションプラン
患者教育

療養施設

回復期
施設

院外ケア移行（慢性期）

図 1.
Patient journey に基づいたケア移行
の俯瞰と質改善のためのキーワード
（文献 2，3 より引用）

実践するため効率的・効果的に業務を行う多職種協働体制を構築することが重要である．本稿ではケアミックス型病院における多職種協働で取り組むポリファーマシー対策，多職種との連携について当院の取り組みを交えながら概説する．

ケア移行と情報連携の重要性

　ケア移行の定義については様々な提案がされているが，米国の政府関連の保健医療の質評価・研究機関である AHRQ(Agency for Healthcare Research and Quality)は「継続的な加療を要する患者が，医療サービスを受ける医療機関や療養の場が移行し，ケア提供者が変わること」をケア移行と定義している[2)3)]．

　ケア移行の代表的な場は，病院・診療所・介護施設などの施設間であるが，院内における救急を含む外来から入院に至る過程，急性期病棟や手術室，ICU といった転床・転棟，主治医／担当医交代による引き継ぎ場面なども広義のケア移行に含まれる[2)]．

　具体的には，外来受診を経て入院後，急性期病棟や ICU でケアを受け，回復期病棟を経て自宅などの療養環境に帰るという一連の流れ(patient journey)のそれぞれにケア移行の場がある（図1）．これらのケア移行における情報連携の大部分は医師が担っているが，大部分の患者に対して何らかの薬物療法が実施されている中，薬物療法関

連の情報を薬剤師が連携することの重要性は高く，外来・在宅への移行には，あらゆるフェーズからの移行が想定され，状況によっては，情報提供先は，薬剤師間のみならず，必要に応じて多職種に対して適切な情報提供が求められる．

　また，情報提供・共有のツールには，医師から多職種に向けた指示書，情報共有のカンファレンス・回診同行，カルテ記載やプレゼンテーション，場所や時間が変わる際のサインアウト(申し送り)，患者教育のための療養計画書／帰宅指示書や，退院時サマリー・診療情報提供書といった様々なツールがあり，Team STEPPS(Team Strategies and Tools to Enhance Performance and Patient Safety)のようなチーム医療を組織で推進する戦略手法なども含め，それらを上手く活用することがケア移行の質を改善していくことにつながる[2)3)]．ケアミックス型病院は急性期病棟，回復期病棟，慢性期病棟などすべての病床機能を有し，同一施設で医療が切れ目なくすべて完結することから，院内ケア移行時の際には病棟間はもとより多職種間での綿密な情報共有が重要となる．

ケアミックス型病院における
ポリファーマシー対策

　ポリファーマシーとは単に服用する薬剤数が多いことではなく，それに関連して薬物関連有害事

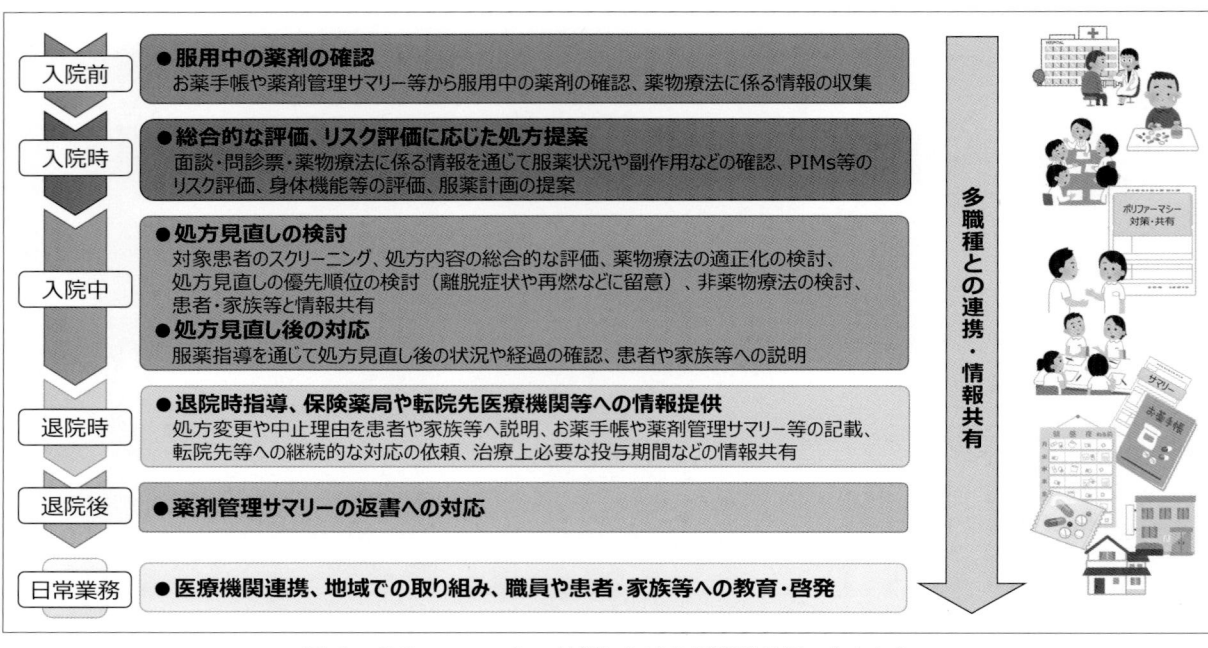

図 2. ポリファーマシー対策における病院薬剤師のかかわり

（文献 10 より引用）

象のリスク増加，服用過誤，服薬アドヒアランス低下，さらに本来は治療のために必要な薬剤が処方されないといった問題につながる状態を指す[10)11)]．

また，前述のとおり，ケアミックス型病院は様々な病床機能を施設内に有するため病期に応じた対策を講じる必要がある．たとえば，急性期病棟においては，急性期の治療のために既存の服用薬に加えて，追加・変更で処方されるケースが想定される．そのような場合，急性期の症状とは別の安定している症状に対する服用薬については，相互作用などによる薬物有害事象を防ぐためにも，優先順位を考慮して見直しを検討する．また，急性期の病状の原因として薬物有害事象が疑われる場合，薬剤は可能な限り中止して経過をみる必要がある．また，急性期の病状が安定し，回リハ病棟や療養病棟など院内ケア移行を検討する段階では，急性期に追加した薬剤の減量・中止および急性期に中止した薬剤の再開を含めて，薬剤の見直しについて包括的に検討する必要がある．退院・転院，介護施設への入所・入居，在宅医療導入，かかりつけ医による診療開始などの療養環境移行時には，移行先における継続的な管理を見据えた

処方の見直しが求められる．療養病棟へのケア移行や介護施設への入所等慢性期への移行時は長期的な安全性と服薬アドヒアランスの維持，服薬過誤の防止，患者や家族，介護職員などの QOL 向上という観点から，より簡便な処方を心がける必要がある[11)~13)]．

それらを多職種で効果的に行うために，各専門職種が様々な患者情報（検査値やバイタルサイン，認知機能，身体機能など）を総合的に評価できるよう高齢者総合機能評価（comprehensive geriatric assessment；CGA）などのツールや，漫然投与されている薬剤や潜在的に不適切な処方（potentially inappropriate medications；PIMs），多剤併用によるポリファーマシー状態についても効率的にスクリーニングを行うツール（「高齢者の安全な薬物療法ガイドライン 2015」や「Beers criteria®」など）の活用はもとより，それらの啓蒙や周知も重要である．

看護師，リハビリテーションスタッフ（理学療法士，作業療法士，言語聴覚士など（以下，セラピスト））などの医療従事者と比べ薬剤師の配置やマンパワーが十分と言えない回リハ病棟や地ケア病棟において薬剤師が直接介入できない場合は，療

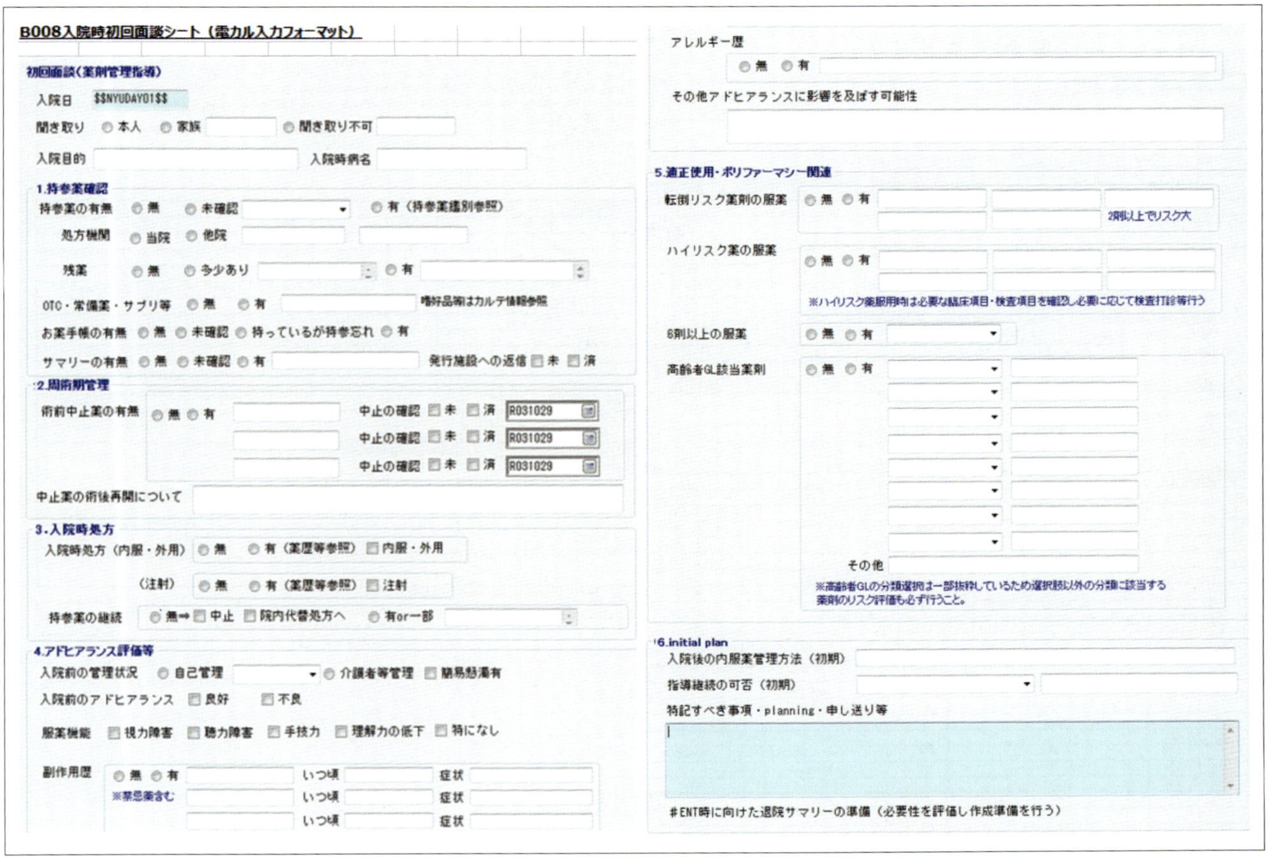

図 3. 当院の入院時初回アセスメントシート（一部抜粋）

養上の看護やリハビリテーション訓練に影響を及ぼす薬剤の情報をそれらツールや事前に施設内で作成した評価フォーマットなどを活用し情報提供・共有することで，入院前・入院時～入院中（転棟）～退院時・退院後とあらゆるケア移行時においても継続的なポリファーマシー対策が可能となる（**図2**）．当然，看護やセラピスト側からも能動的にそれらの情報を薬剤師側へ要求することで良好なコミュニケーションやチーム医療の強化につながる．このように，多職種が一体となり患者の病期に応じ，濃淡を付けたポリファーマシー対策を行うことが重要である[10]~[14]．

当院での取り組み

1．入院時

ポリファーマシー対策における入院時の薬剤師の業務として，患者や家族などの面談，問診票，薬物療法にかかわる情報を通じて，服薬状況や副作用などの確認を行い，不明点がある場合は，処方医療機関やかかりつけ薬局に問い合わせを行うこと，また得られた情報（症状，副作用，療養上の注意点，リスクなど）を総合的に評価し，入院後の服薬計画を医師などに提案し，多職種と情報共有を行うことが挙げられる[10]．これを踏まえ，当院では全入院患者を対象に面談を行い，初回アセスメントを実施している．面談時は当院独自で作成した「入院時初回アセスメントシート」を用い，テンプレート化することで，入院時の業務の効率化および生産性の向上を図るとともに，薬剤師間の着眼点が統一され，業務の標準化が可能となっている．入院時初回アセスメントシート内には，高齢者リスクのある薬剤および潜在的に不適切な処方（PIMs；potentially inappropriate medications）[15]の有無の確認などを行い，それらの情報は多職種に共有しており（**図3**），ポリファーマシーやPIMsなどを疑う際は，その判断理由を診療録および持

薬剤管理サマリー

作成日 2023/8/10

○×薬局　担当薬剤師様　御中

下記患者様の入院中の薬学的管理・支援等について共有させていただきますので引き続き支援の程お願いします。

基本情報

氏名	日興 太郎	性別	男	生年月日	1930/8/8	年齢(歳)	93
身長(cm)	155	体重(kg)	50	体表面積BSA(m²)(Du Bois式)	1.47		
入院日	2023/7/1	退院日(予定)	2023/8/12	入院期間	42 日		
入院時の病棟	一般病棟	退院時の病棟	地域包括ケア病棟	主治医	渋谷 次郎	診療科	整形外科

今回の入院の目的・病名等
右大腿骨転子部骨折

入院時情報（薬学的総合評価）

服薬管理状況	☑ 自己管理 ☐ 看護師管理 ☐ 介助者(家人等含む) 管理 ☐ その他	
調剤方法	☑ PTP等 ☐ 一包化 ☐ 簡易懸濁 ☐ 粉砕 ☐ その他	マグミットのみPTP
投与経路	☑ 経口 ☐ 経管	
認知機能低下の有無	☐ 無 ☑ 有 指標としたツール 病名判断 アルツハイマー型認知症	
アドヒアランス状況	☑ 良好 ☐ 多少問題あり	☐ 不良 ☐ その他
副作用・アレルギー歴	なし	
お薬情報ツールの確認	☑ お薬手帳 持参 ☑ 薬剤管理サマリー 無 その他 血圧手帳	

検査情報

腎機能 (測定日) 2023/9/5	SCr(mg/dL)	0.9	Ccr(CG式：mL/min)	29.4
その他特筆すべき検査情報	標準化eGFR(mL/min/1.73m²)	59.7	個別化eGFR(mL/min)	50.6

持参薬情報　　4 剤

施設	医薬品名	1日量	用法	入院後転帰	転帰中の理由等	転帰リスク	高齢者リスク
A	アムロジピン5mg	1錠	朝食後	減量	血圧低値	有と評価	未評価
A	ファモチジン錠20mg	2錠	朝食後	減量	腎機能障害あり		未評価
A	マグミット錠330mg	2錠	朝夕食後	継続			未評価
B	メマンチン錠10mg	1錠	朝食後	継続			未評価

入院中の経過

日付	経過区分	医薬品名	経過の理由等
7/1	追加	カロナール200mg	疼痛コントロールのため3T 3×Nにて内服開始
7/1	減量	ファモチジン20mg	腎機能障害あり、ファモチジン10mg 1日1回に変更
7/5	追加	チアプリド25mg	入院後不穏あり1T 1×Aにて内服開始
7/15	追加	カロナール200mg	地域包括ケア病棟への転棟、疼痛軽減傾向のため2T 2×MAに減量
7/20	変更	カロナール200mg	リハビリで疼痛増強あり、2×MTに用法変更
8/2	変更	アムロジピン5mg	血圧100mmHg下回るため、アムロジピン2.5mgに減量

入院中の薬学的管理・支援に関する経過等

自宅にて廊下で転倒し、右大腿骨転子部骨折にあり、手術目的で入院。
入院時～疼痛コントロール目的でにてカロナール200mg 3T 3×Nにて内服開始。
入院時血液検査にて腎機能障害あられ、ファモチジン減量基準にかかるため、ファモチジン10mg 1日1回に減量。
入院後、不穏・夜間せん妄あり、チアプリド内服開始し、内服にて落ち着き、夜間も良眠しています。
地域包括ケア病棟へ転棟後、疼痛軽減傾向にて、カロナール200mg 2T 2×MAに減量、リハビリ歩行訓練にて疼痛増強することあり、用法を2×MTに変更し、疼痛自制内です。
収縮期血圧100-110mmHg推移、100mmHgを下回ること多く、リハビリ時ふらつきあり、転倒リスクあるため、アムロジピン5mg→アムロジピン2.5mgに減量、減量後、収縮期血圧110～120台推移し安定、ふらつきも落ち着いています。

退院時処方　　6 剤　　服薬しない残薬の有無 ☑無 ☐有 → 有の場合の対応

医薬品名	1日量	用法	日数	特記事項
アムロジピン5mg	0.5錠	朝食後	14日	
ファモチジン10mg	1錠	朝食後	14日	
メマンチン10mg	1錠	朝食後	14日	
カロナール200mg	2錠	朝昼食後	14日	減量検討中、疼痛状況に合わせて調節可。
マグミット330mg	2錠	朝夕食後	14日	PTP調剤
チアプリド25mg	1錠	夕食後	14日	

◆ 提供した本文書以外のお薬情報　☑ お薬手帳　☐ 手帳シール(未持参のため)　☑ 薬剤情報提供書　☑ その他　血圧手帳(更新)

薬剤総合評価調整加算	未算定	対象薬
薬剤調整加算	未算定	対象薬

退院後の薬学的管理・支援のフォローアップ依頼内容等

☑ 処方変更に伴う継続評価　☐ アドヒアランスの改善　☐ 投与方法　☐ ポリファーマシー対策　☐ 効果判定及び副作用モニタリング
☐ 認知機能　☐ 身体機能　☐ 生活環境　☐ その他

カロナールは疼痛状況に合わせて調節いたるようご説明しています。退院後、疼痛頃らも観察の上、減量・頓用への変更についてご検討お願いします。
血圧低めにてアムロジピン減量しています。減量にて血圧110～120台推移中、ふらつきなどなく経過しています。引き続き退院後の血圧のモニタリングをお願いいたします。
入院中、不穏・夜間せん妄にてチアプリド内服開始となっています。退院後、傾眠になるようでしたら中止についてご検討お願いいたします。

以上、ご不明な点がございましたら下記までご連絡ください。

○○病院 病院	〒150-0002東京都渋谷区渋谷2丁目12番15号	担当薬剤師	◆◆
	TEL：03-●●●●-●●●● FAX：03-●●●●-●●●●		▽▽
	Email：yakuzaibu@●●●.or.jp		

図 4. 退院時薬剤管理サマリー（令和5年度改訂版）　日本病院薬剤師会

参薬確認報告書などに反映させ多職種間で共有できる仕組みを構築している．また，地域連携室などの入退院支援部門などとの連携により，入院予定患者の事前情報の提供を受けることで入院時持参薬と実際に服用している薬の照合が容易になるなど薬学的問題点の抽出および切れ目のない薬学的支援プランの立案が入院前から可能となっている．

2．入院中

ケアミックス病院は複数の病床機能を持つ病院であるため，施設内でケア移行に伴う問題が発生しやすいことから，ケア移行によって医療が途切れることのないように患者情報を適切に多職種で共有しなければならない[2)3)]．

当院では多職種間の情報共有の方法として，電子カルテ（メール機能あり），スマートフォン（グループメッセージや各種アプリ），多職種合同カンファレンスなどの方法を用いている．また，各職種の初回アセスメントが入院後速やかに行われるため，早期に多職種合同カンファレンスが開催され各々の職種の視点から患者の問題点および解決に導くための支援プランの共有が行われ入院中に実践される．

薬剤師はケア移行前後の薬物療法の状況を正しく把握し，支援プランの変更や継続の評価や伝達を行う．特に急性期病棟から回リハ病棟への院内ケア移行では，回リハ病棟担当薬剤師は急性期に開始した薬剤や中止した薬剤のフォローアップを担わなければならないことから[15)]，その際の情報共有ツールとして退院時薬剤管理サマリー[17)]（以下，退院時サマリー）を活用している（**図4**）．

服薬指導業務に付随するカルテ記載の際に，薬物療法支援の要点を退院時サマリーにも記載することで，薬剤師間のみならず，薬剤師と多職種との情報共有ツールとしても活用が可能となってい

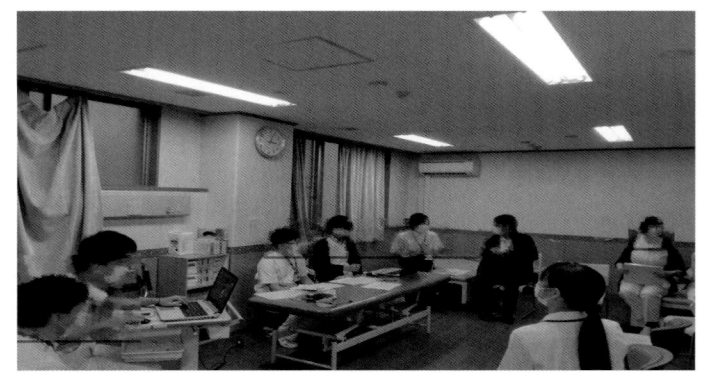

図 5. 多職種合同カンファレンスの様子
医師・薬剤師・看護師・栄養士・地域連携室・セラピスト・患者家族を
交えての多職種合同カンファレンス.

る. また患者情報などを双方で理解することが可能であることから, より濃密な連携支援が実現できるほか, 患者がいつ転棟・退院しても退院時サマリーを発行し, 転棟・退院後につなぐことができる.

また, 入院時の持参薬やケア移行前に処方された薬剤については, ポリファーマシー状態であっても漫然と継続されるケースが散見される. ポリファーマシーはリハビリテーションと負の関連性が認められており[15], ケア移行前後の担当薬剤師の連携を中心に, 多職種と協働・連携しポリファーマシー改善に関する提案を積極的に行うことが期待される. これらを踏まえ, 当院では急性期病棟と同様に回リハ病棟にも週20時間以上, 薬剤師を配置し, 必要に応じて, 回診に薬剤師がセラピストなどと同行することで, 医師への処方提案をはじめ, 処方提案の意図も含め多職種と情報を共有するとともに, 多職種合同カンファレンスに参加することで, 薬物療法における質疑・相談の応需など多職種と連携・協働したポリファーマシー対策を行っている(**図5**).

3. 退院時

退院に向けたポリファーマシー対策は退院先を見据えて行う必要がある. 退院先が介護施設や療養型病院の場合, インスリンなどの医療スキルを必要とする薬剤は施設によってはスタッフが介入できない場合もあり, 主たる服薬支援者に応じて, どの程度支援が可能かを知っておく必要があ

る. また, 退院先が自宅であれば家族などの介助者に薬剤管理の協力が得られるかなどを考慮したうえで取り組まねばならない. また医療資源のコストによっては退院先の選択肢が狭まることも留意すべきである. このように, 退院後の環境や環境変化に伴う患者の身体機能や認知機能の低下など服薬に係るリスク因子の軽減などを考慮し, 剤型の工夫, 適切な服薬管理方法, 薬剤数や用法の整理[19]など再入院を防止し, 退院後も継続的なポリファーマシー対策が多職種で実践できるよう配慮が必要である.

しかしながら, 限られたマンパワーや入院期間の短縮などで必ずしも十分なポリファーマシー解消のための介入ができない場合がある. そのような場合, できたことやできなかったこと, 継続してほしいこととその理由を記載し, 次につなげることで病院完結型ではなく地域完結型, 地域継続型のポリファーマシー対策が可能となる.

当院では, 退院時の薬剤情報は, お薬手帳や退院時サマリー[17]を活用し, かかりつけ医師や薬局薬剤師以外に, 必要に応じて退院後の患者の生活の場で服薬支援のキーパーソンとなる医療・介護従事者(看護師, セラピスト, 医療ソーシャルワーカーやケアマネジャーや服薬支援の主たる介助者となる介護士など)に対しても提供している(**図4**). 退院時サマリーには, 追加・変更・中止などの処方の見直しの内容やその理由の詳細が記載可能であり, 現在は服用している薬剤であっても減量・

中止などの目途や代替可能な薬剤情報の提供も記載することで,漫然投与の未然防止にもつながる.また,入院中に活用したツール(CGA やガイドラインなど)も情報提供することで周知や標準化にもつながることが期待できる.また,ケアミックス型病院においては,様々な病床機能を有していることから退院する際の病床機能に応じた情報提供の内容や方法などを事前に整備しておくことが円滑な退院支援につながる[10)11)].一方で高齢者の住まいの多様化,単身高齢者の増加が見込まれるなど,住まいの確保に困難を抱える高齢者の増加も懸念されている[20)]ことからも退院後の患者の生活の場で服薬支援のキーパーソンとなる医療・介護従事者が必要としている薬物療法支援にかかわる情報を確実に提供できる体制の構築も重要である.

さいごに

本稿ではケアミックス型病院における多職種協働で取り組むポリファーマシー対策について,当院の取り組みを交えながら概説した.

ポリファーマシー対策については,薬剤師が取り組むべき問題であると誤解されがちであるが,本来は医師・薬剤師が中心となって,多職種とともに取り組むべき問題である.一方で,ケアミックス型病院の多くが有する回リハ病棟や地ケア病棟では,施設基準に医師,看護師,セラピスト,社会福祉士,管理栄養士などの医療従事者の配置基準はあるものの,薬剤師は明記されていないため様々な理由によりその配置が十分でない医療機関が多い[18)].「薬剤からみたリハビリテーション」や「リハビリテーションからみた薬剤」などリハビリテーション医療における薬剤管理の重要性[21)]が高まっていること,日本版の抗コリン薬リスクスケール[22)]など新たなツール発出による多職種への啓蒙なども活用し,自施設における院内外の多職種協働・連携の在り方の見直し,薬剤師の病棟配置の見直しを実践し,処方の見直しにつなげ,以って継続的な多職種協働によるポリファーマ

シー対策の実施につなげることが望まれる.

文 献

1) 厚生労働省保健局医療課:令和6年診療報酬改定【全体概要版】令和6年3月5日版.〔https://www.mhlw.go.jp/〕(閲覧日2024年9月)
2) 小坂鎮太郎ほか:外来・病棟・地域をつなぐ ケア移行実践ガイド,医学書院,2-10,2022.
   Summary 患者のケア移行後に起こる再入院や情報伝達エラーによるトラブルなどケア移行の本質について,一般論,医療環境/職種別,疾患別の3方向から整理.
3) 新森加奈子ほか:我が国におけるケア移行という概念―病院を退院した患者の診療所外来へのケア移行を中心に.プライマリ・ケア,41(1):18-23,2018.
4) 地域で生き残るケアミックス病院戦略とは(地域医療の課題からニーズを探る)(Deloitte. デロイトトーマツ).〔https://www2.deloitte.com/jp/ja/pages/life-sciences-and-healthcare/articles/hc/hc-caremix strategy.html〕(閲覧日2024年10月)
5) Moore C, et al:Medical errors related to discontinuity of care from an inpatient to an outpatient setting. *J Gen Intern Med*, **18**(8):646-651, 2003.
6) Jencks SF, et al:Rehospitalizations among patients in the Medicare fee-for-service program. *N Engl J Med*, **360**:1418-1428, 2009.
7) Foster AJ, et al:The incidence and severity of adverse events affecting patients after discharge from the hospital. *Ann Intern Med*, **138**(3):161-167, 2003.
8) Kripalani S, et al:Deficits in communication and information transfer between hospital-based and primary care physicians:implications for patient safety and continuity of care. *JAMA*, **297**(8):831-841, 2007.
9) Kripalani S, et al:Promoting effective transitions of care at hospital discharge:a review of key issues for hospitalists. *J Hosp Med*, **2**(5):314-323, 2007.
10) 日本病院薬剤師会:ポリファーマシー対策の進め方(Ver. 2.0)〔https://www.jshp.or.jp/activity/guideline/20240214-1-1.pdf〕(閲覧日2024年10月)
    Summary 院内チームでポリファーマシー対策に

取り組むうえで，チームの中心となる薬剤師が留意しておかなければならないポイントについてまとめた資料．

11) 厚生労働省：病院における高齢者のポリファーマシー対策の始め方と進め方．
〔https://www.mhlw.go.jp/content/11120000/000763323.pdf〕(閲覧日 2024 年 10 月)
Summary ポリファーマシー対策を始める病院が取組初期に直面する課題を解決するためのスタートアップツールおよびポリファーマシー対策をある程度進めている病院が業務手順書を整備し，業務をより効率的に行う参考資料．

12) 厚生労働省：高齢者の医薬品適正使用の指針（各論編（療養環境別））．
〔https://www.pmda.go.jp/files/000239907.pdf〕(閲覧日 2024 年 10 月)

13) 厚生労働省：高齢者の医薬品適正使用の指針（総論編）．
〔https://www.mhlw.go.jp/content/11121000/kourei-tekisei_web.pdf〕(閲覧日 2024 年 10 月)

14) 溝神文博：多職種連携で行う病院におけるポリファーマシー対策．
〔https://www.jstage.jst.go.jp/article/geriatrics/56/4/56_56.449/_pdf/-char/ja〕(閲覧日 2024 年 10 月)

15) 日本老年医学会：高齢者の安全な薬物療法ガイドライン 2015．
〔https://www.jpn-geriat-soc.or.jp/publications/other/pdf/20170808_01.pdf〕(閲覧日 2024 年 10 月)

16) 小瀬英司：回復期リハビリテーション病棟においてリハビリテーションのアウトカムに及ぼす薬学的要因に関する研究．医療薬学，**45**(7)：365-

375，2019．
〔https://www.jstage.jst.go.jp/article/jjphcs/45/7/45_365/_pdf/-char/ja〕(閲覧日 2024 年 10 月)

17) 日本病院薬剤師会療養病床委員会：薬剤管理サマリー（令和 5 年度改訂版）の発出について．令和 5 年 10 月．
〔https://www.jshp.or.jp/activity/guideline/20231012-1-2.pdf〕(閲覧日 2024 年 9 月)

18) 回復期病棟における薬剤師のためのかかわり方ガイド（日本病院薬剤師会）．
〔https://www.jshp.or.jp/activity/guideline/20240201-1.pdf〕(閲覧日 2024 年 10 月)
Summary 回リハ病棟に従事する薬剤師の薬剤管理指導業務などの病棟活動についての指針となるガイド．

19) 日本老年薬学会：高齢者施設の服薬簡素化提言．令和 6 年 5 月．〔https://www.jsgp.or.jp/wp/wp-content/uploads/2024/05/jsgp-fukuyakukansoka.pdf〕(閲覧日 2024 年 10 月)

20) 内閣府：令和 6 年版高齢社会白書（全体版）（PDF 版）．〔https://www8.cao.go.jp/kourei/whitepaper/w-2024/zenbun/06pdf_index.html〕(閲覧日 2024 年 10 月)

21) 一般社団法人広島県病院薬剤師会　広島市立安佐市民病院：リハ薬剤．〔https://hshp.jp/wordpress/wp-content/uploads/2020/12/2115.pdf〕(閲覧日 2024 年 10 月)

22) 日本老年薬学会：日本版抗コリン薬リスクスケール．令和 6 年 5 月．〔https://www.jsgp.or.jp/wp/wp-content/uploads/2024/05/anticholinergic-risk-scale.pdf〕(閲覧日 2024 年 10 月)

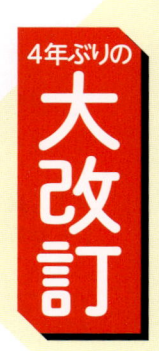

運動器臨床解剖学

改訂 第2版

4年ぶりの大改訂

—チーム秋田の「メゾ解剖学」基本講座—

編集 東京科学大学
秋田恵一　二村昭元

2024年5月発行　B5判　248頁
定価6,490円（本体5,900円＋税）

「関節鏡視下手術時代に必要なメゾ（中間の）解剖学」がアップデート！

肩、肘、手、股、膝、足を中心に、今までの解剖学の「通説」を覆す新しい知見をまとめた第1版に、その後のさらなる研究で判明し得た新知見を追加し大幅にボリュームアップしました。初めてお手に取りいただく先生にはもちろんのこと、第1版をお手元にお持ちの先生にも必ずまた新たな発見があるはずです。

目次

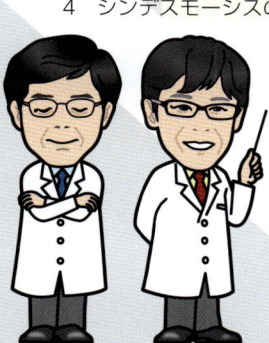

内容がさらに充実！

全日本病院出版会

〒113-0033　東京都文京区本郷 3-16-4　Tel：03-5689-5989
www.zenniti.com　　　　　　　　　　　　　　Fax：03-5689-8030

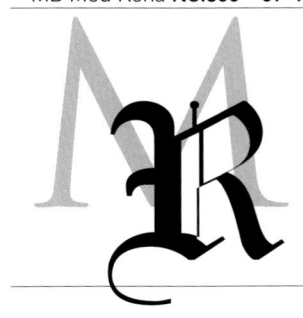

特集／リハビリテーション医療の現場で役に立つポリファーマシーの知識

介護老人保健施設における ポリファーマシー対策

丸岡弘治*

Abstract 介護老人保健施設（老健施設）は医療ケアと介護ケアを行う病院と自宅との中間施設であり，在宅復帰を目指したリハビリテーションを提供する役割を担っている．薬物療法とリハビリテーションの関係は密接であり，適切な薬物管理がリハビリテーションの効果を高める一方，不適切な薬物使用は悪影響を及ぼす可能性がある．ポリファーマシー対策には多職種連携が不可欠であり，入所前から退所時まで各段階で適切な介入が必要である．薬剤師の役割が重要であるが，配置基準の問題もある．多職種の視点を活用し，患者の状態を総合的に評価することが，効果的なポリファーマシー対策につながる．最終的な目標は薬剤数の削減ではなく，患者1人1人のQOL向上であり，この視点を共有しながら多職種が協働することが重要である．

Key words 長期療養介護施設（long-term care health facility），介護老人保健施設（ROKEN, geriatric health services facility），ポリファーマシー（polypharmacy），薬剤師（pharmacist）

はじめに

　高齢化社会の進展に伴い，ポリファーマシー（多剤併用）の問題が深刻化している．ポリファーマシーは一般的に薬剤5種類以上とされることが多いが[1]，薬剤数にかかわらず高齢者では特に薬物有害事象につながり得る薬剤間相互作用[2]，転倒[3]，認知機能障害[4]など様々な懸念があるため，高齢者医療の重要な問題とされる．特に，介護老人保健施設（以下，老健施設）におけるリハビリテーション医療の現場では，ポリファーマシーが患者の機能回復や生活の質に大きな影響を与える可能性がある．本稿では，老健施設のリハビリテーション医療におけるポリファーマシー対策とその課題について概説する．

老健施設におけるリハビリテーション医療の特徴

1．老健施設の役割

　老健施設は，病院と自宅との中間施設として位置づけられ，主に在宅復帰を目指したリハビリテーションを提供する役割を担っている．一方，在宅復帰が困難であり，次のタイプの介護施設（特別養護老人ホームなど）までのつなぎの場所となることも少なくない．

2．リハビリテーション医療の重要性

　老健施設でのリハビリテーションは，身体機能の維持・改善だけでなく，認知機能や精神機能の向上，社会参加の促進など，包括的なアプローチが行われる．

3．薬物療法とリハビリテーションの関係

　薬剤とリハビリテーションは一昔前までは一見関係が薄いものだと思われがちだったが，薬剤の

* Hiroshi MARUOKA，〒225-0025 神奈川県横浜市青葉区鉄町1375　介護老人保健施設横浜あおばの里，薬局長

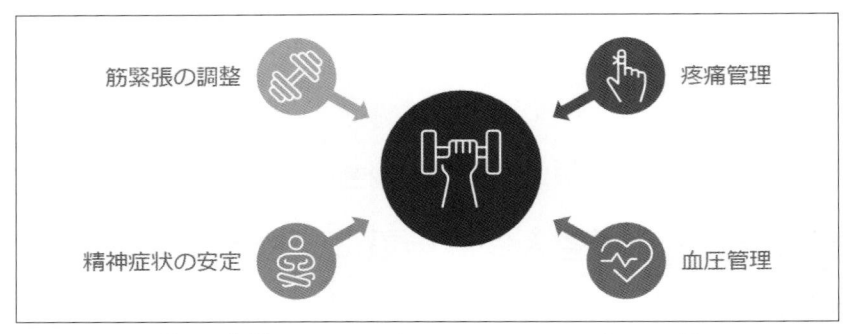

図 1. 薬剤によるリハビリテーションへのプラスの例

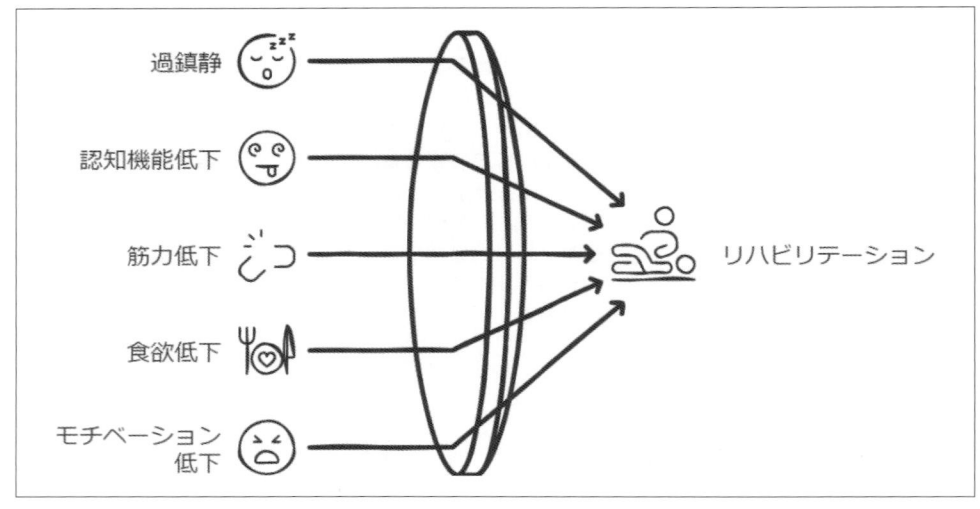

図 2. 薬剤によるリハビリテーションへのマイナスの例

効果に伴う生活への変化などに大きく影響するため，密接に関係する部分が多くあることがわかるようになった．たとえば，疼痛管理があり，リハビリテーションを実施するためには入所者本人が痛みを気にしては，リハビリテーションを気持ち良く行っていただけないことは容易に想像できる．また血圧管理ができていなければ運動をする制限がかかることもある．さらに精神症状の安定も重要となり，気分が上がらない状況ではリハビリテーションの効果が上がらないばかりでなく，注意の低下などにより事故にもつながりやすくなるため安定した状態でのリハビリテーション実施が重要なポイントとなる．一方，筋緊張によって動きにくい筋肉をほぐすことでリハビリテーションが進めやすくなることもあり，様々な側面から薬剤がリハビリテーションの向上に「プラス」となることが考えられる（**図1**）．

一方，逆にリハビリテーションで「マイナス」になることも考えられる．たとえば，ベンゾジアゼピン系薬による過鎮静，抗コリン作用の強い薬剤による認知機能低下や嚥下機能低下，一部糖尿病治療剤による筋力低下，食欲低下[5]，過度の下剤使用によって排便漏れによるモチベーション低下などがある．すべてがプラスにならないことを認識しておくべきである（**図2**）．薬剤の使用によってはプラスになることがあればマイナスにもなることが考えられるが，特にポリファーマシーの状況がより顕著になる可能性がある．

老健施設におけるポリファーマシー対策

1．老健施設の環境

老健施設では，多くの入所者が複数の慢性疾患を抱えており，ポリファーマシーになりやすい状況にある．地域差はあるものの，老健施設の特徴

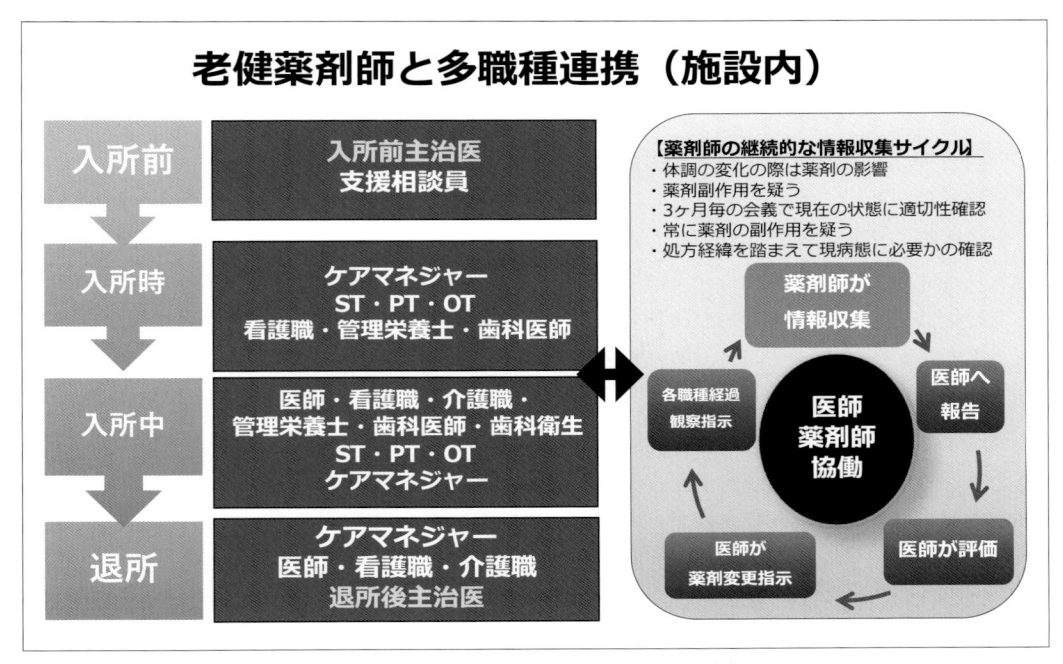

図 3. 老健薬剤師と多職種連携（施設内）

（文献 11 より引用）

として，平均して約 300 日という長期の在所期間[6]となることが多い．この長期滞在に伴うリハビリテーションによる運動機能強化や栄養管理による栄養状態の改善により，血液データの改善が見られ，一部の薬剤が不要となることがある[7]．場合によっては，薬剤の効きすぎによって低血糖や低血圧になることもあるため，処方の見直しが必要となる．しかしながら，老健施設は病院のように自由に検査ができない環境であるため，日常生活における症状の変化に，より注意を払いながらモニタリングしていく必要がある．また，リハビリテーションスタッフを含む医療職の配置が少ないため，多職種連携によるアプローチが特に不可欠である．本来，処方見直しなどのポリファーマシー対策には薬剤師の関わりが重要であり，その関与が効果的であるとの報告[8]や薬剤師が配置されていた方が入院のリスクが下がるといった報告もある[9]．一方で，現状では入所者に対して薬剤師が 300：1 という非常に薄い配置基準となっているため，すべての老健施設で薬剤師が配置されているわけではなく常勤薬剤師が配置されているのはわずか全施設の 1 割程度となっている[10]．薬

剤師が配置されている場合は，入所前から退所に向けた各ステージにおいてポリファーマシーへの介入が可能となるが，前述のように多職種で対応しながら薬を見直す必要がある．各職種との連携は，入所者の状態やステージによって異なるため，柔軟な対応が求められる（**図 3**）．

2．老健施設入所前

老健施設への入所が決まる前段階において，薬剤師の役割は直接的ではないものの大変重要である．通常，薬剤師が前医と直接連絡を取ることはなく，代わりに施設の対外的な窓口を務める「支援相談員」を介して情報収集を行う．支援相談員は，入所予定者に関する初期の聞き取りと情報収集を担当する．この役割は，ポリファーマシー対策の観点から見ても非常に重要である．薬剤師は支援相談員を通じて，① 入所予定者の診断情報，② 現在の処方内容とその処方経緯，③ 代替薬への変更可能性やエンドポイントの確認など，後の処方見直しの際に重要となる情報が得られる．

3．老健施設入所時（入所当日）

入所初日は，事前に収集された情報を精査し，不足している重要データを補完する絶好の機会で

ある．この時点で，薬剤師は複数の情報源から総合的なデータ収集を行うことが求められる．具体的には，お薬手帳の精読，他職種が作成したサマリーの分析に加え，入所者の主たる介護者である家族との直接面談を通じて，包括的な情報収集を実施することが不可欠である．同日，多様な専門職もそれぞれの専門性に基づいた評価を行う．これには，ケアマネジャー，看護師，管理栄養士，リハビリテーション専門職などが含まれる．各職種の具体的な役割は以下の通りである．

① ケアマネジャーは，主たる介護者の能力評価や入所者の将来的な居住先に関する情報を提供する．

② 看護職は，今後の医療的フォローアップの計画や日常的なケア内容について情報を共有する．

③ 管理栄養士と言語聴覚士（ST）は協力して，適切な食事形態の決定や嚥下機能の評価結果を共有する．

④ ST は，担当する場合には認知機能の評価も実施し，その結果を他職種と共有する．この情報は，後の治療計画立案において重要な役割を果たす．

⑤ 作業療法士（OT）と理学療法士（PT）からは，入所者の身体機能の向上可能性や，現在の痛みの状況に関する評価を得ることができる．これらの情報は，薬物療法の調整に有用である．

4．老健施設入所中

入所期間中，薬剤師の薬物療法の評価と処方見直しにおいては，医師，看護師，管理栄養士，ST，PT，OT との連携が基本となる．しかし，個々の入所者の状況に応じて，連携が必要となる職種は多岐にわたる．特筆すべきは，日常的なケアを担う介護職の役割である．介護職の日々の観察から得られる情報は，薬学的介入の重要な手がかりとなることが多々ある．たとえば，「夜間のトイレ利用が頻繁で，コールが多い」という報告は，薬学的観点から分析すると，「頻尿治療薬の追加検討」や「転倒リスクを考慮した睡眠薬の見直し」など，具体的な介入策の検討につながる可能性が

ある．

また，口腔ケアを担当する歯科医師・歯科衛生士との連携も重要である．「薬剤が歯肉や義歯に残留している」といった情報は，剤形の変更や薬剤選択の再考を促す貴重な示唆となり得る．

一方，ケアマネジャーとの継続的な情報共有は，入所者の将来的な方向性，特に在宅復帰の可能性とその時期を見据えた薬物療法の調整に不可欠である．この情報をもとに，処方見直しのタイミングを適切に設定し，「実施」あるいは「保留」の判断を行うことが求められる．薬剤師は，これらの多職種から得られる情報を継続的に収集・分析し，医師と協働で処方見直しを実施する．しかし，医師と薬剤師のみでの評価では，入所者の状態を部分的にしか捉えられない危険性がある．そのため，看護職，介護職，ST，PT，OT など，他職種の専門的視点を積極的に取り入れながら処方見直しを進めることがきわめて重要である．

5．老健施設退所時（退所に向けて）

退所プロセスにおいては，薬剤師はケアマネジャー，医師，看護職，介護職との緊密な連携が不可欠である．特に薬物療法に関しては，入所中に実施された処方変更の詳細な経緯と，その後の経過観察で得られた情報を，在宅環境または転院先の医療機関に確実に伝達するための準備を進めることが重要である．

おわりに

老健施設の特徴的な環境は，病院とは異なり広範な検査実施の制限がある一方で，「多職種の視点」を最大限に活用できる場であると言える．この特性は，ポリファーマシー対策においてきわめて有益である．

たとえば，疼痛評価を行う場合を考えてみよう．最も信頼性の高い評価は，リハビリテーション中の入所者の反応と，日常生活動作（ADL）における状況を総合的に分析することで得られる．この方法は，医師の診察時や薬剤師による「痛みはいかがですか？」という質問以上に，患者の実際

の状態を正確に把握することを可能にする．こうして得られた多面的な情報は，処方見直しの判断においてきわめて有用な材料となる．このように，多角的な評価を行うためには，多職種からの多様な観察と洞察が不可欠である．各専門職の「目」を通じて得られる情報は，それぞれが独自の価値を持ち，総合的に分析することで初めて患者の全体像が浮かび上がる．本稿の目的は，リハビリテーション医療に携わる専門家の皆様に，この多職種連携の重要性とその潜在的な効果について深く理解していただくことにある．1人でも多くの方々にこの考え方に共感いただき，日々の臨床実践に活かしていただけることを心から願っている．

多職種連携によるポリファーマシー対策は，単に薬剤数を減らすことを目的とするのではなく，患者1人1人の生活の質（QOL）向上を最終目標とするものである．この視点を共有し，各専門職がそれぞれの専門性を発揮しながら協働することで，より安全で効果的な医療・介護の提供にもつながる．

文　献

1) Masnoon N, et al：What is polypharmacy? A systematic review of definitions. *BMC Geriatr*, **17**(1)：230, 2017.
　Summary ポリファーマシーの定義のシステマティックレビュー.

2) Hamada S, et al：Prevalence of cytochrome P450-mediated potential drug-drug interactions in residents of intermediate care facilities for older adults in Japan. *Geriatr Gerontol Int*, **19**(6)：513-517, 2019.
　Summary 老健施設の薬剤相互作用を行つた調査.

3) Kojima T, et al：Polypharmacy as a risk for fall occurrence in geriatric outpatients. *Geriatr Gerontol Int*, **12**(3)：425-430, 2012.
　Summary ポリファーマシーが転倒リスクを増やす研究報告.

4) Niikawa H, et al：Association between polypharmacy and cognitive impairment in an elderly Japanese population residing in an urban community. *Geriatr Gerontol Int*, **17**(9)：1286-1293, 2017.
　Summary ポリファーマシーと高齢者の認知機能への悪影響を報告している.

5) 東　敬一朗：【リハビリテーション医療の現場で役立つくすりの知識】薬に起因する注意事項　食欲や体重に影響する薬. *MB Med Reha*, **293**：150-155, 2023.
　Summary 食欲や体重に影響する薬剤を解説している.

6) 厚生労働省：介護サービス施設・事業所調査. 2021.
　Summary 老健施設の平均在所日数が報告されている.

7) Maruoka H, et al：Changes in chronic disease medications after admission to a Geriatric Health Services Facility：A multi-center prospective cohort study. *Medicine*(*Baltimore*), **102**(21)：e33552, 2023.
　Summary 老健施設での生活習慣病治療薬が減らせる可能性を示唆している.

8) 新井克明ほか：介護老人保健施設において薬剤師が医師回診に同行する有用性の検討（短報）. 日老薬会誌, **6**(3), 2023.
　Summary 老健施設で医師回診に薬剤師が同行することでの減薬効果を占めている研究報告.

9) Mitsutake S, et al：Characteristics associated with hospitalization within 30 days of geriatric intermediate care facility admission. *Geriatr Gerontol Int*, **21**(11)：1010-1017, 2021.
　Summary 老健施設に薬剤師がいる施設はそうでない施設と比べると入院が少ないとの研究報告.

10) 丸岡弘治：介護老人保健施設における薬剤適正化の現状と今後の展望. 薬局薬学, **13**(2)：115-121, 2021.
　Summary 老健施設の常勤薬剤師が10%程度であるとの報告をしている総説.

11) 溝神文博：多職種連携推進のための在宅患者訪問薬剤管理指導ガイド, 厚生労働科学研究費補助金長寿科学政策研究事業薬学的視点を踏まえた自立支援・重度化防止推進のための研究（22GA1005）研究班, 2024.
　Summary 老健施設での薬剤師の役割についてまとめている報告書.

第1回日本生活期リハビリテーション医学会学術集会

会　期：2025年2月1日（土）〜2月2日（日）

会　場：昭和大学上條記念館（東京都品川区旗の台1丁目1番20号）

会　長：川手　信行
（昭和大学医学部リハビリテーション医学講座 主任教授
藤が丘リハビリテーション病院リハビリテーション科 診療科長）

学会テーマ：2025 ここから始まる生活期のリハビリテーション医療・支援
〜生活期における多職種連携について考える〜

参加登録期間
2024年5月27日（月）〜 2025年1月31日（金）
※本学術集会では，当日受付は予定しておりません．
必ず事前登録いただくようお願いいたします．

詳細は，第1回日本生活期リハビリテーション医学会学術集会ホームページをご覧いただくか，または運営事務局にご確認ください．
https://smartconf.jp/content/seikatsuki1/credit

運営事務局
株式会社PCO 内
〒939-0004　富山県富山市桜橋通り2-25
富山第一生命ビルディング1階
E-mail：seikatsuki@pcojapan.jp

第36回日本整形外科超音波学会（JASOU2025）

会　期：2025年7月11日（金）・12日（土）
会　長：熊井　司（早稲田大学スポーツ科学学術院　教授）
テーマ：一念通厳 ―まくとぅそーけーなんくるないさ―
会　場：那覇文化芸術劇場なはーと
〒900-0015 沖縄県那覇市久茂地3丁目26-27
学会ホームページ　https://www.huddle-inc.jp/jasou2025
演題募集期間：2025年1月24日（金）〜3月3日（月）（予定）
主催事務局：早稲田大学 スポーツ科学学術院
〒359-1192 所沢市三ケ島 2-579-15
運営事務局：第36回日本整形外科超音波学会（JASOU2025）運営事務局
株式会社ハドル内
〒160-0023 東京都新宿区西新宿7丁目1-12
クロスオフィス新宿3F
TEL：03-6322-7972　　FAX：03-6369-3140
E-Mail：jasou2025@huddle-inc.jp

日本スポーツ整形外科学会2025（JSOA2025）

会　期：2025年9月12日（金）〜9月13日（土）
会　長：菅谷　啓之（東京スポーツ＆整形外科クリニック）
テーマ：知と技〜 Expertise in Orthopaedic Sports Medicine
1. Athlete Management
2. Sports & Arthroplasty
会　場：ザ・プリンスパークタワー東京
〒105-8563 東京都港区芝公園 4-8-1
学会ホームページ：https://www.huddle-inc.jp/jsoa2025
演題募集期間：2025年3月中旬〜4月末（予定）
主催事務局：東京スポーツ＆整形外科クリニック
〒170-0012 東京都豊島区上池袋 4-29-9 北池テラス2F
運営事務局：日本スポーツ整形外科学会2025（JSOA2025）運営事務局
株式会社ハドル内
〒160-0023 東京都新宿区西新宿7丁目1-12
クロスオフィス新宿3F
TEL：03-6322-7972　　FAX：03-6369-3140
E-mail：jsoa2025@huddle-inc.jp

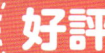好評

こどもの足を知る・診る・守る!

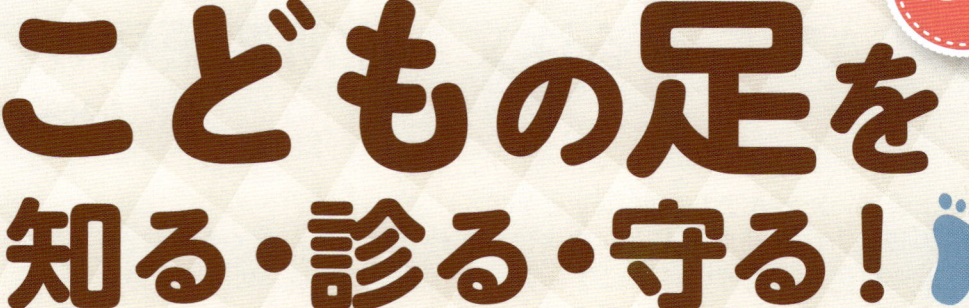

編集 田中 康仁
奈良県立医科大学整形外科 教授

高山 かおる
埼玉県済生会川口総合病院皮膚科 主任部長

2024年12月発行
200頁
定価5,720円
（本体5,200円＋税）

詳細は
こちら！

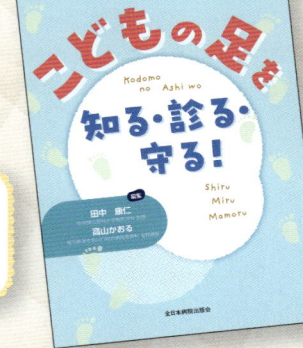

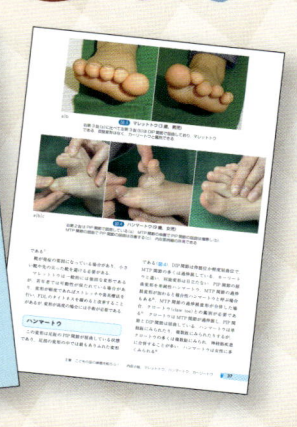

こどもの足部障害の診断・治療のみならず、将来を見据えた予防の観点から、靴がこどもの足に
及ぼす影響や正しい靴の履き方、有効な運動指導など、多角的な視点で網羅しました！

**整形外科医、皮膚科医、学校医、小児科医、内科医、
教育関係者**などの方々に、役立つ1冊！

CONTENS

 全日本病院出版会　〒113-0033 東京都文京区本郷 3-16-4　Tel：03-5689-5989
www.zenniti.com　Fax：03-5689-8030

FAXによる注文・住所変更届け

改定：2024年1月

　毎度ご購読いただきましてありがとうございます.

　読者の皆様方に弊社の本をより確実にお届けさせていただくために，FAXでのご注文・住所変更届けを受けつけております. この機会に是非ご利用ください.

◇ご利用方法

　FAX専用注文書・住所変更届けは，そのまま切り離してFAX用紙としてご利用ください. また，注文の場合手続き終了後，ご購入商品と郵便振替用紙を同封してお送りいたします. **代金が税込5,000円をこえる場合，代金引換便とさせて頂きます.** その他，申し込み・変更届けの方法は電話，郵便はがきも同様です.

◇代金引換について

　代金が税込5,000円をこえる場合，代金引換とさせて頂きます. 配達員が商品をお届けした際に，現金またはクレジットカード・デビットカードにて代金を配達員にお支払い下さい(本の代金＋消費税＋送料). (※年間定期購読と同時に5,000円をこえるご注文を頂いた場合は代金引換とはなりません. 郵便振替用紙を同封して発送いたします. 代金後払いという形になります. 送料は，定期購読を含むご注文の場合は弊社が負担します)

◇年間定期購読のお申し込みについて

　年間定期購読は，1年分を前金で頂いておりますため，代金引換とはなりません. 郵便振替用紙を本と同封または別送いたします. 送料弊社負担，また何月号からでもお申込み頂けます.

　毎年末，次年度定期購読のご案内をお送りいたしますので，定期購読更新のお手間が非常に少なく済みます.

◇住所変更届けについて

　年間購読をお申し込みされております方は，その期間中お届け先が変更します際，必ずご連絡下さいますようよろしくお願い致します.

◇取消，変更について

　取消，変更につきましては，お早めにFAX，お電話でお知らせ下さい.

　返品は，原則として受けつけておりませんが，返品の場合の郵送料はお客様負担とさせていただきます. その際は必ず弊社へご連絡ください.

◇ご送本について

　ご送本につきましては，ご注文がありましてから約1週間前後とみていただきたいと思います.

◇個人情報の利用目的

　お客様から収集させていただいた個人情報，ご注文情報は本サービスを提供する目的(本の発送，ご注文内容の確認，問い合わせに対しての回答等)以外には利用することはございません.

　その他，ご不明な点は弊社までご連絡ください.

株式会社　全日本病院出版会

〒113-0033 東京都文京区本郷 3-16-4-7F
電話 03(5689)5989　FAX03(5689)8030　郵便振替口座 00160-9-58753

FAX 専用注文書 リハ2501

年　月　日

○印	Monthly Book Medical Rehabilitation	定価(消費税込み)	冊数
	2025年1月～12月定期購読(送料弊社負担)	40,150円	
	MB Med Reha No.305　在宅におけるリハビリテーション診療マニュアル　[増刊号]	5,500円	
	MB Med Reha No.300　膝スポーツ障害・外傷のリハビリテーション診療 実践マニュアル　[増大号]	4,400円	
	MB Med Reha No.293　リハビリテーション医療の現場で役立つくすりの知識　[増大号]	4,400円	
	MB Med Reha No.289　リハビリテーション診療に必要な動作解析　[増刊号]	5,500円	
	MB Med Reha No.280　運動器の新しい治療法とリハビリテーション診療　[増大号]	4,400円	
	MB Med Reha No.276　回復期リハビリテーション病棟における 疾患・障害管理のコツ Q&A―困ること, 対処法―　[増刊号]	5,500円	
	バックナンバー(号数と冊数をご記入ください)		

○印	Monthly Book Orthopaedics	定価(消費税込み)	冊数
	2025年1月～12月定期購読(送料弊社負担)	42,570円	
	MB Orthopaedics Vol.37 No.10　運動器の痛みに対する薬の上手な使いかた　[増刊号]	6,600円	
	MB Orthopaedics Vol.37 No.5　医師とセラピストをつなぐ スポーツエコー活用 web 動画付　[増大号]	6,270円	
	バックナンバー(巻数号数と冊数をご記入ください 例：36-12 など)		

○印	書籍	定価(消費税込み)	冊数
	こどもの足を知る・診る・守る！	5,720円	
	運動器臨床解剖学―チーム秋田の「メゾ解剖学」基本講座―改訂第2版	6,490円	
	輝生会がおくる！リハビリテーションチーム研修テキスト―チームアプローチの真髄を理解する―	3,850円	
	四季を楽しむ　ビジュアル嚥下食レシピ	3,960円	
	優投生塾 投球障害攻略マスターガイド【Web 動画付き】	7,480円	
	足の総合病院・下北沢病院がおくる！ ポケット判 主訴から引く足のプライマリケアマニュアル	6,380円	
	外傷エコー診療のすすめ【Web 動画付】	8,800円	
	明日の足診療シリーズIV　足の外傷・絞扼性神経障害、糖尿病足の診かた	8,690円	
	明日の足診療シリーズIII　足のスポーツ外傷・障害の診かた	9,350円	
	明日の足診療シリーズII　足の腫瘍性病変・小児疾患の診かた	9,900円	
	明日の足診療シリーズI　足の変性疾患・後天性変形の診かた	9,350円	
	足関節ねんざ症候群―足くびのねんざを正しく理解する書―	6,050円	
	睡眠環境学入門	3,850円	
	健康・医療・福祉のための睡眠検定ハンドブック up to date	4,950円	

お名前	フリガナ　　　　　　　　　　　　　㊞	診療科
ご送付先	〒　　　－ □自宅　　　□お勤め先	
電話番号		□自宅 □お勤め先

バックナンバー・書籍合計
5,000円以上のご注文
は代金引換発送になります

―お問い合わせ先―
㈱全日本病院出版会営業部
電話 03(5689)5989

FAX 03(5689)8030

年　月　日

住 所 変 更 届 け

お名前	フリガナ	
お客様番号		毎回お送りしています封筒のお名前の右上に印字されております8ケタの番号をご記入下さい。
新お届け先	〒　　　　都道府県	
新電話番号	（　　　　）	
変更日付	年　月　日より	月号より
旧お届け先	〒	

※ 年間購読を注文されております雑誌・書籍名に✓を付けて下さい。

☐ Monthly Book Orthopaedics （月刊誌）

☐ Monthly Book Derma. （月刊誌）

☐ Monthly Book Medical Rehabilitation （月刊誌）

☐ Monthly Book ENTONI （月刊誌）

☐ PEPARS （月刊誌）

☐ Monthly Book OCULISTA （月刊誌）

MEDICAL REHABILITATION

■ バックナンバー一覧

各号定価 2,750 円（本体 2,500 円＋税）．（増刊・増大号を除く）
在庫僅少品もございます．品切の場合はご容赦ください．
（2024 年 12 月現在）

掲載されていないバックナンバーにつきまし
ては，弊社ホームページ（www.zenniti.com）
をご覧下さい．

2025 年　年間購読　受付中！
年間購読料　40,150 円(消費税込)(送料弊社負担)
(通常号 11 冊＋増大号 1 冊＋増刊号 1 冊：合計 13 冊)

click

| 全日本病院出版会 | 検索 |

編集主幹：水間正澄	医療法人社団輝生会理事長	
	昭和大学名誉教授	
小林一成	医療法人財団慈生会野村病院顧問	

No.309　編集：
藤原久登　昭和大学薬学部准教授

Monthly Book Medical Rehabilitation　No.309

2025 年 1 月 15 日発行（毎月 1 回 15 日発行）
定価は表紙に表示してあります.
Printed in Japan

発行者　　末　定　広　光
発行所　　株式会社　**全日本病院出版会**
〒 113-0033　東京都文京区本郷 3 丁目 16 番 4 号 7 階
　　　　電話　（03）5689-5989　Fax　（03）5689-8030
　　　　郵便振替口座 00160-9-58753

印刷・製本　三報社印刷株式会社　　　電話　（03）3637-0005
広告取扱店　**株式会社文京メディカル**　電話　（03）3817-8036